最高の食べ方がわかる!

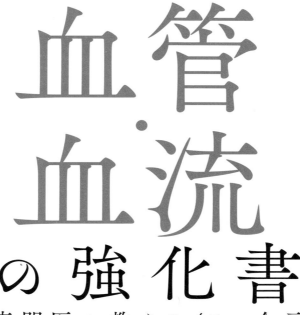

血管・血流の強化書

専門医が教える47の金言

すぎおかクリニック院長・医学博士
杉岡充爾 監修

健康寿命をのばすなら 血管・血流がすべて

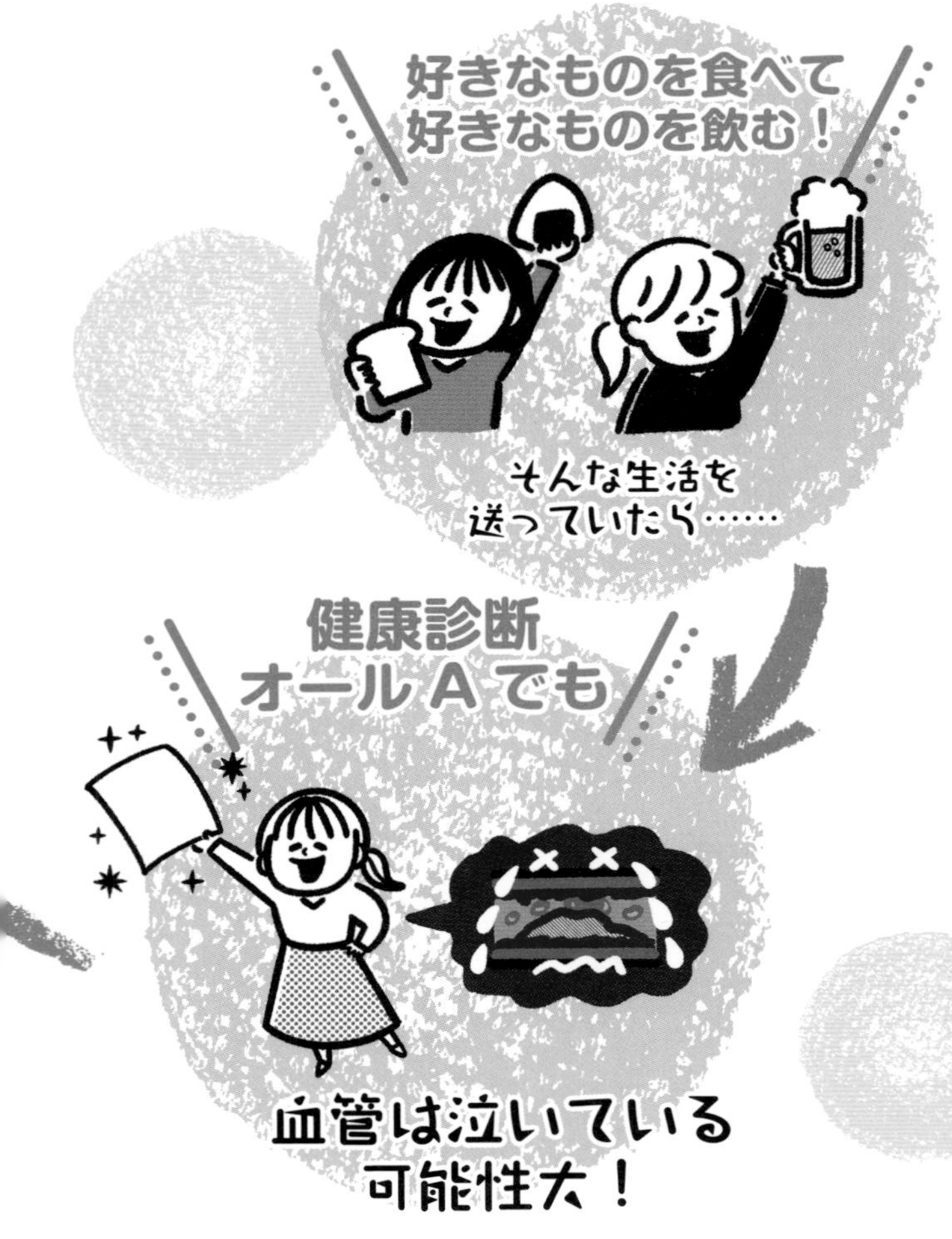

好きなものを食べて
好きなものを飲む！
そんな生活を
送っていたら……
健康診断
オールAでも
血管は泣いている
可能性大！

好きなものを食べて、好きなものを飲む。そんな生活を送っていませんか？「健康診断の結果も問題ないし、まだまだ健康！」。そう、安心している人も、実は血管はボロボロかもしれません。

偏った食事や生活習慣の乱れは、血管を老化させて動脈硬化を招きます。動脈硬化とは、血管の内側にコレステ

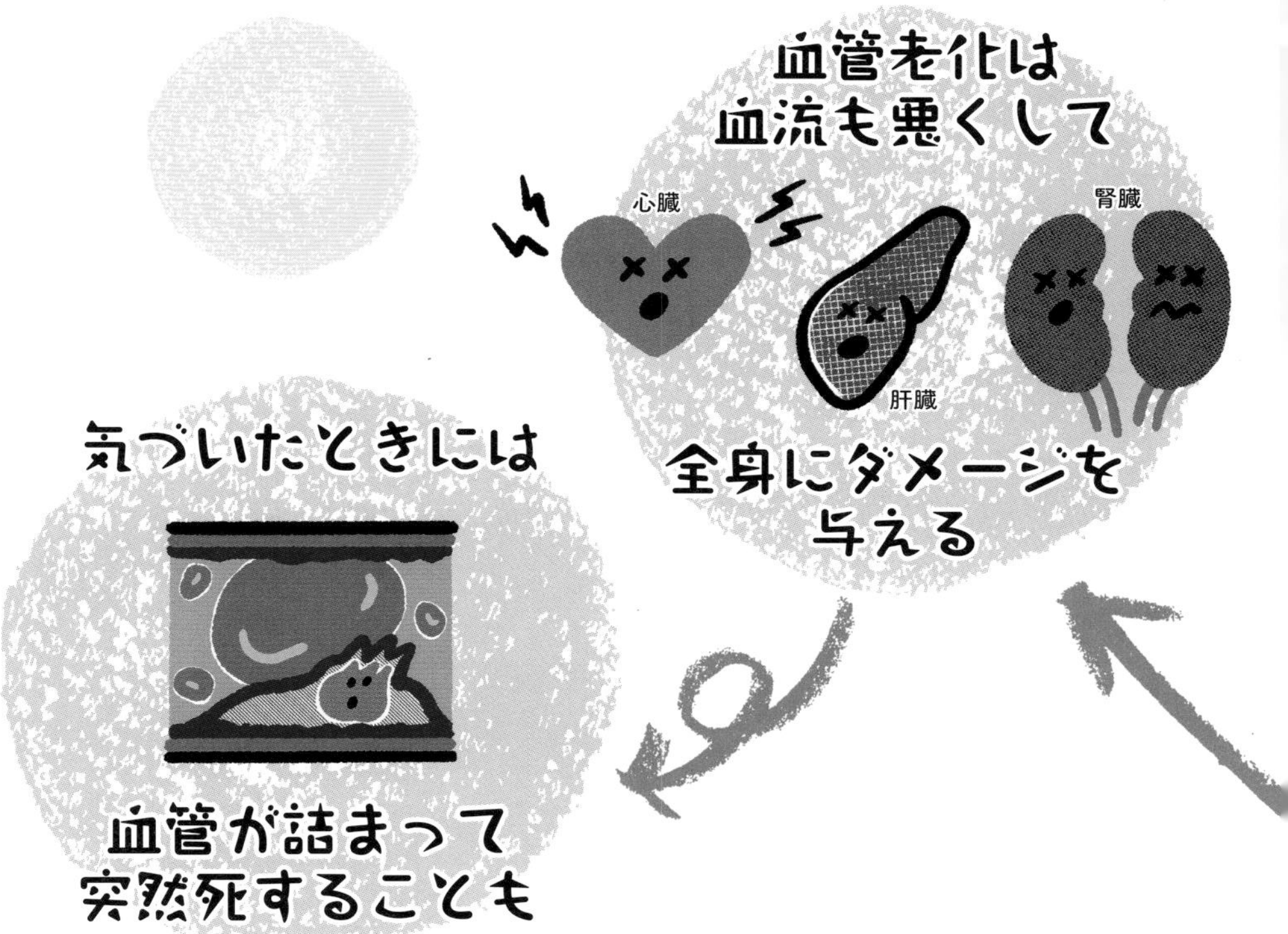

血管老化は
血流も悪くして
心臓
肝臓
腎臓
全身にダメージを
与える
気づいたときには

突然死することも

手遅れになる前に……
血管の老化を阻止しよう！

ロールなどが付着して、血管が硬くなった状態のこと。自覚症状に乏しく、じわじわと進行して全身に影響を与えます。その結果、突然血管が詰まって命を落とすなんてことも……。

そういった悲劇を起こさないためにも、強い血管とスムーズな血流を手に入れましょう。

いつまでも元気な体で健康長寿を目指すなら、血管・血流がすべてといっても過言ではないのです。

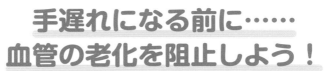

食事を変えるだけで
血管はみるみる元気になる

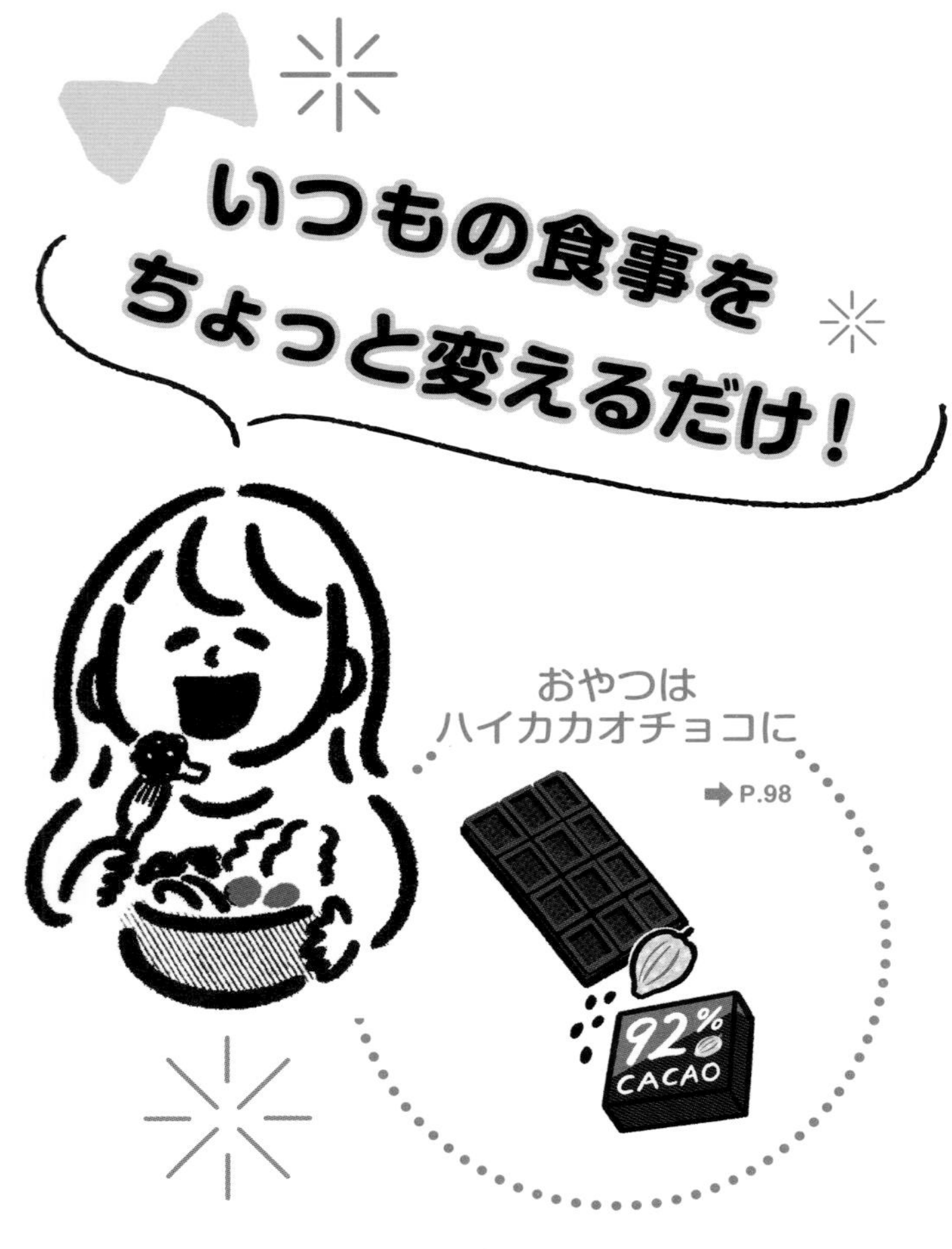
いつもの食事を
ちょっと変えるだけ!
おやつは
ハイカカオチョコに
➡P.98
92%
CACAO

血管は血液を循環させて、私たちが生きるために必要な栄養を全身に運んでいます。

血管が硬くなったり、詰まってきたりすると、血液も栄養もうまく運べなくなります。そして全身に不調が出ることに……。

血管を老化させる一番の原因は、糖質や脂質の多い食事。ごはんやパンでお腹を満

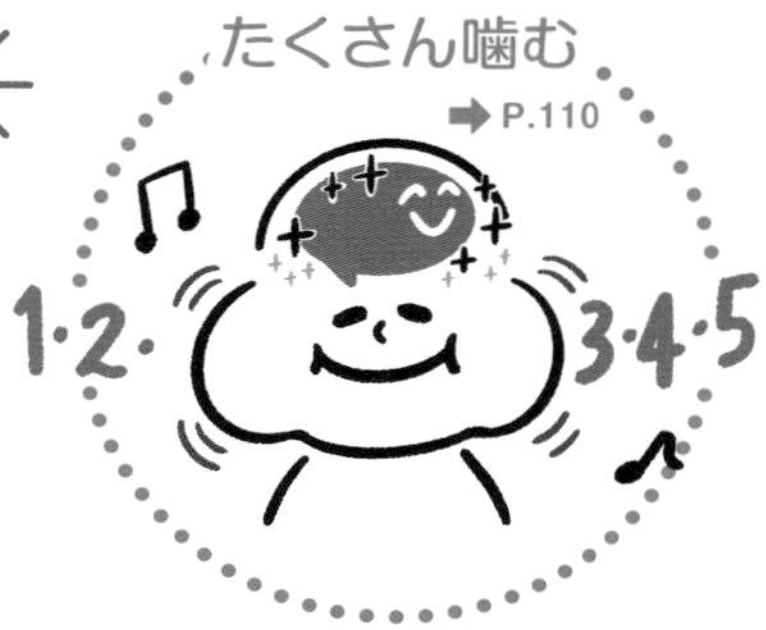
たくさん噛む
→P.110
1·2
3·4·5

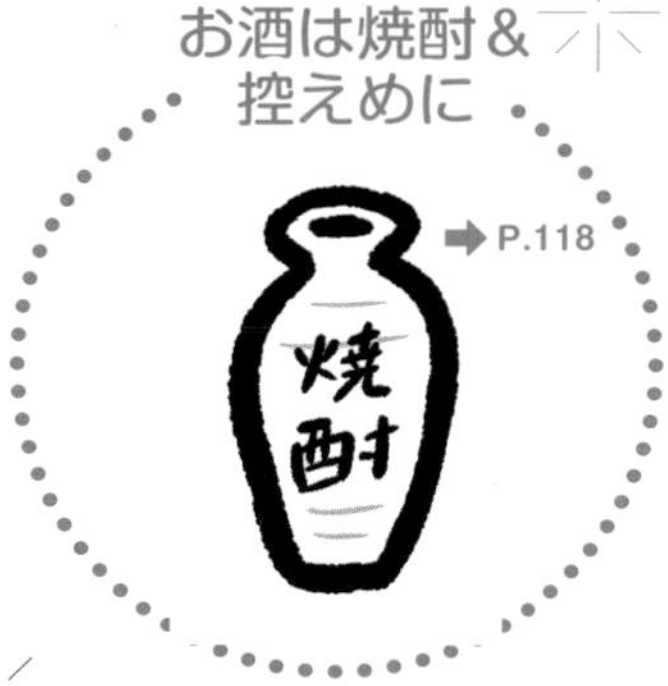
お酒は焼酎＆
控えめに
→P.118
焼酎

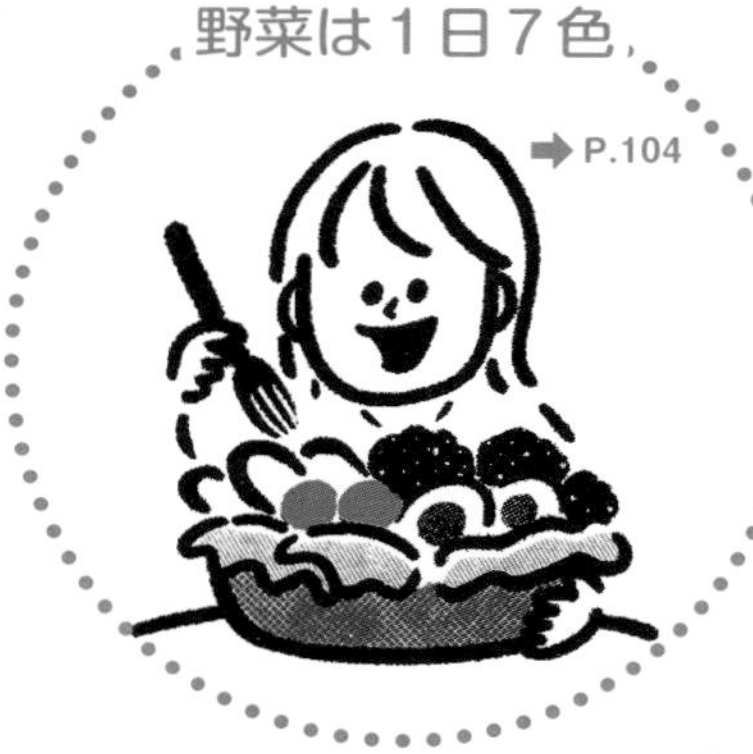
野菜は１日７色
→P.104

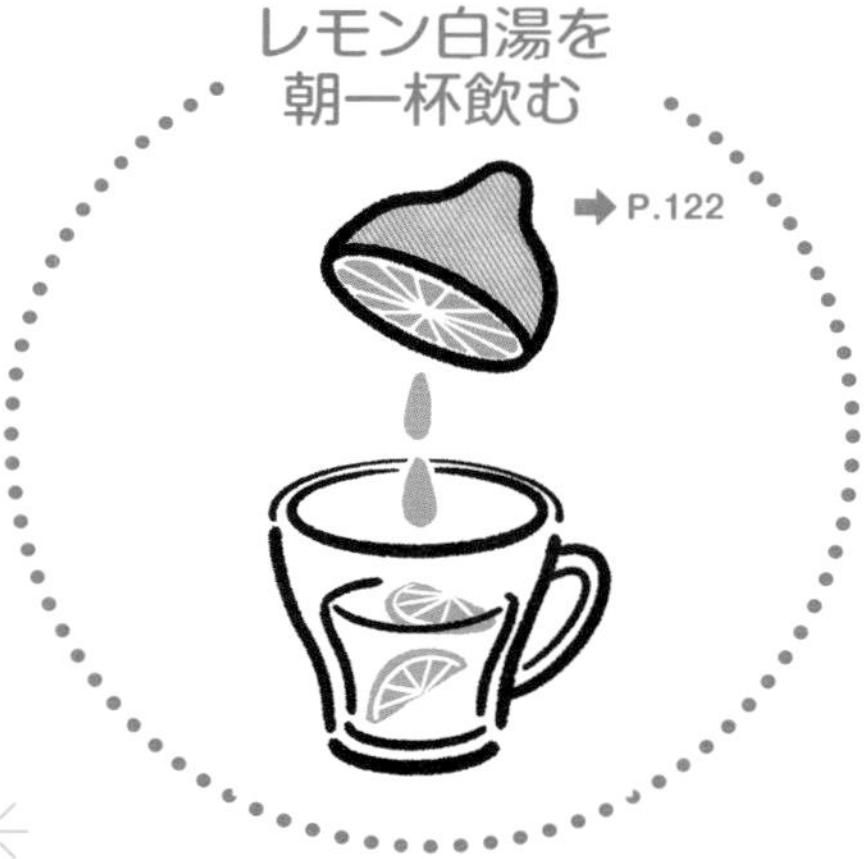
レモン白湯を
朝一杯飲む
→P.122

たしている、揚げ物や味の濃いもので満足感を得ている。そういった食生活は、血管に大きな負担を与えます。

ですが、裏を返せば、食事を変えさえすれば血管の老化も食い止められるということです。

糖質を減らしてタンパク質や食物繊維を多く摂る、食べるときはしっかり噛む、朝１杯のレモン白湯を飲む、お酒は焼酎を選んで控えめに。

たったそれだけでも、血管は強く、元気になります。

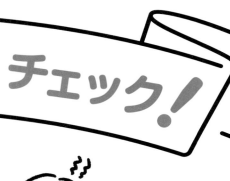

チェック！

1つでも
当てはまれば
要注意

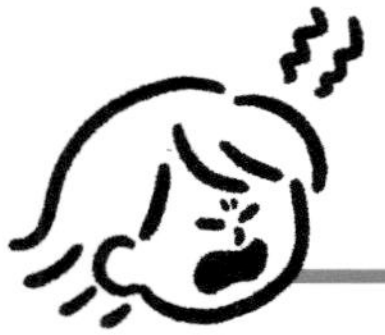

不調編

- 頭痛
- 動悸 息切れ
- 疲れやすい
- 体が重い
- ぼーっとする
- 喉が乾く
- 急な体重減少
- イライラしやすい
- 末端冷え性

その血管、ボロボロかも!?

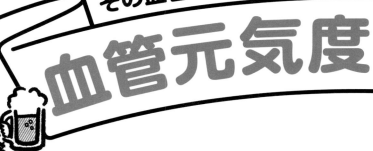

血管元気度

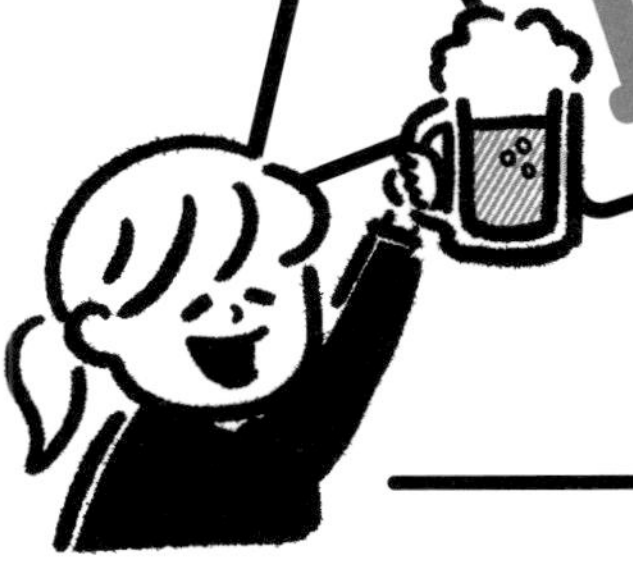

生活習慣編

揚げ物が好き

肉をよく食べる

炭水化物が主食

甘い物を毎日食べる

野菜を食べない

ジュースをよく飲む

早食い

肥満気味

睡眠不足

はじめに

いつまでも健康でいたいなら、血管ファーストな生活を

1つお聞きします。「あなたの血管は強い血管といえますか？」。そんなことを聞かれても、考えたこともないかもしれませんね。でも、血管を強くすることは、私たちの健康維持にとって最重要テーマといえます。

私は、これまで約20年間、救命救急センターで勤務し、その中で循環器、特に心臓病の救急治療に携わっていました。そこで多くの心臓病の救急患者さんに出会いました。代表的な心臓血管病である心筋梗塞の怖さは、「何の前触れもなく突然発症する」ということです。健康診断の結果はオールA、まったく問題ないはずの人が、ある日突然、心筋梗塞を発症する。そんな場面に何度も何度も遭遇しました。そして心筋梗塞によって命を落とした人もたくさんいました。

「昨日まで元気だったあの人がどうして？」

まさにその言葉の通り、見た目は健康そうな人が突然命を落とすことがある。血管病はそれくらい怖い病気だということを私たちは知っておかなければなりま

せん。血管の病気は、よほど進行しないと検査では異常を示さず、また、症状も出ません。一般的な健康診断では見逃されることも多々あります。「健康診断をきちんと受けているから大丈夫」では済まされないことを知ってください。いまこの瞬間も、あなたの血管は弱くもろくなってきているかもしれないのです。

だからこそ、血管を健康に保つことを意識しなければいけません。

だからこそ、強い血管を作ることに目を向けなければいけません。

では、日頃から血管を強くするために、私たちは何に気をつける必要があるのでしょうか？　本書は、その方法を具体的に順序立ててお伝えしています。

血管老化のメカニズムや強血管のしくみ、血管がよみがえる栄養素や食材の話、それらの食材を用いたレシピや具体的な食事術、そして血管老化が引き起こす、こわ～い病気まで盛りだくさんです。

強くて健康な血管作りのために今日から取り組んでみてはいかがでしょうか？

私と一緒に、血管から健康寿命をのばしましょう。

すぎおかクリニック院長・医学博士

杉岡充爾

CONTENTS
もくじ

第2章 血管がよみがえる! 最強栄養&食材

第3章

気になる症状を改善！強血管レシピ

コレステロールを下げる！　低脂質レシピ

高血圧予防！　減塩レシピ

第4章 ちょいコツで血管は強くなる！ すごい食事術

第5章 血管老化の放置は危険！ 血管医学

装丁・本文デザイン …… 相原真理子
レシピ考案・栄養計算 …… 牧野直子
撮影 …… 柴田愛子
スタイリング …… 石川美加子
執筆協力 …… 石井栄子
イラスト …… 児島衣里
編集協力 …… 岡田直子（有限会社ヴュー企画）

本書の見かた

● 3章レシピページ ●

できあがり分量当たりの熱量(kcal)、食物繊維量･脂質量･糖質量･塩分量（g）を掲載しています。

期待できる効果や、料理のポイントについて紹介しています。

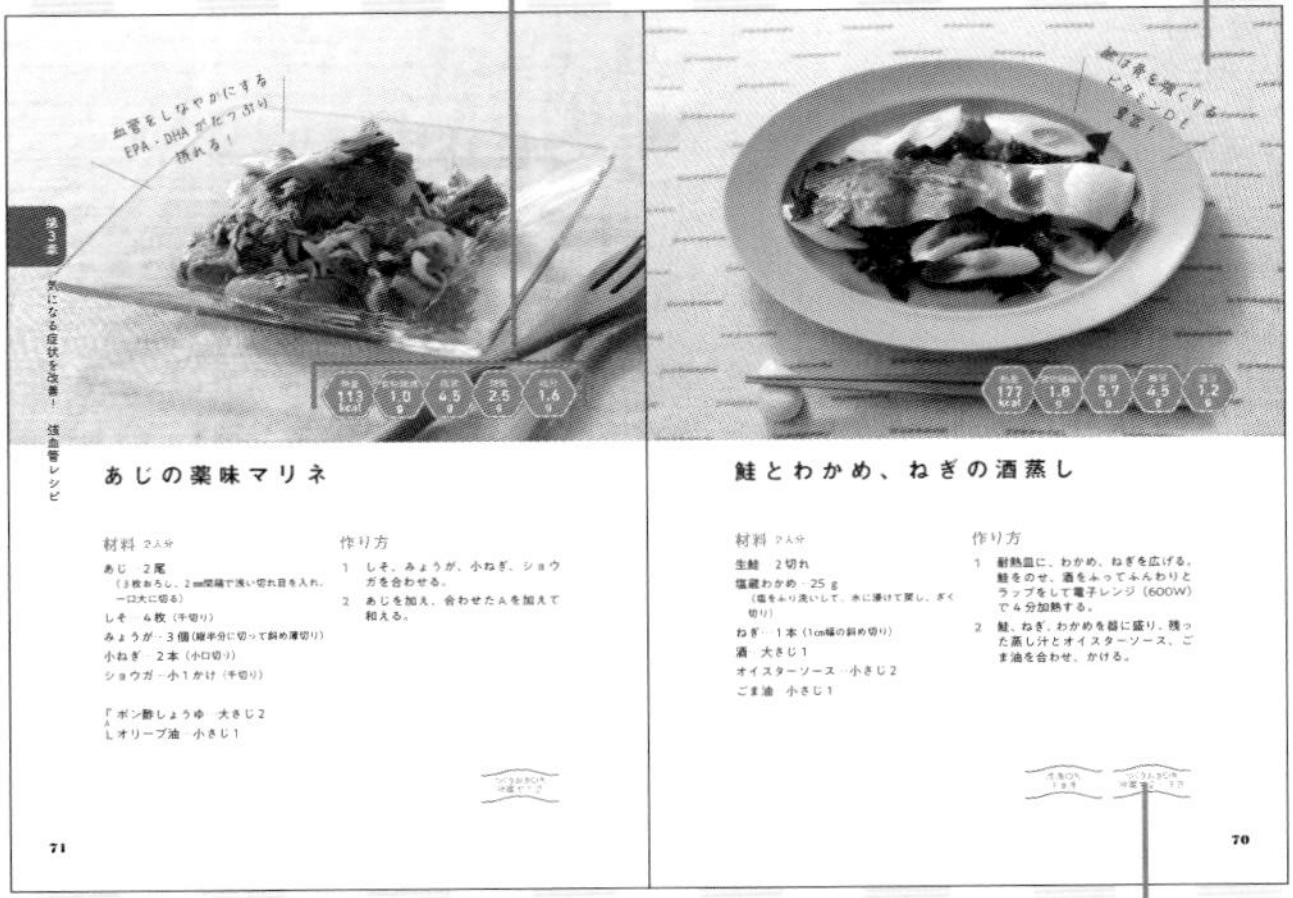

つくりおきできるものは、冷凍・冷蔵と期間をアイコンで表しています。

レシピの表記について

- 計量の表記は1カップ = 200ml、大さじ1 = 15ml、小さじ1 = 5ml です。
- 材料の分量は、表記されている人数分です。
- 電子レンジは600W のものを使用しています。500W の場合は1.2 倍の長さで加熱してください。
- 特に記載のない限り、野菜を洗う、皮をむく、へたや種、きのこの石づきを取り除くなどの下処理を済ませてからの手順で紹介しています。
- 栄養計算は「日本食品標準成分表 2020 年版（八訂）」（文部科学省科学技術・学術審議会資源調査分科会報告）をもとに算出しています。

本書の使用にあたり

サプリメントは健康補助食品です。効果を必ず約束するものではなく、過剰摂取は不調や副作用につながる可能性もあります。記載された使用上の注意に従って、正しく服用してください。普段から飲んでいる薬がある人など、健康に不安のある方は、必ず医師・薬剤師に相談しましょう。

第1章

食事を変えた人から健康になる！強血管のしくみ

血管は全身に栄養を送るパイプライン。傷んだ血管では栄養を運べません。まずは血管をボロボロにする原因を知りましょう。

医師の金言

血管は全身に栄養を送り届けるパイプライン

動脈で酸素や栄養を全身に送り静脈で不要となった老廃物を回収する

血管のはたらきといったら、どんなものが浮かぶでしょうか。血液は、**私たちの体中の細胞に必要な酸素や栄養素を運び、老廃物を回収して心臓まで運ぶ役目を持っています**。その通り道が血管です。血管には、動脈、静脈、毛細血管があり、これらすべてを合わせると、およそ10キロメートルもの長さになります。

動脈は、酸素や栄養素を含んだ血液を心臓から全身へ運びます。それに対し静脈は、不要になった老廃物を全身から心臓へ運びます。毛細血管は動脈と静脈の間をつないでいて、細胞に酸素や栄養素を送り、老廃物を受け取ります。

栄養素を全身に運ぶためには血管に弾力性があり、しなやかでなければいけません。血管は太くなったり、細くなったりしながら血液を運ぶからです。

血管はもともと弾力性がありしなやかですが、加齢や偏った食生活によって硬くなります。硬くなった血管は血液をうまく運べなくなり、全身のすみずみまで行きわたらせることが難しくなるのです。

また、血管が硬くなると、血液が流れる際に血管の壁に負担がかかり傷つきます。本来なら、血管の修復機能がはたらいて傷を治してくれますが、血管が老化

血管が元気なら全身も健康に！

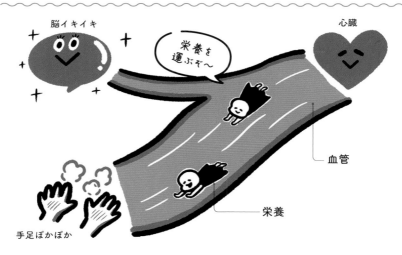

血管は生きるために必要な栄養素を全身に運ぶ役割を持つ。血管が元気なら、体のすみずみまで栄養素を運ぶことができる。

していると修復機能もはたらきにくくなります。傷は動脈硬化（⇒P.142）の原因にもなり、その結果待っているのは「血管の詰まり」です。

血管が健康でなければいいものを摂っても意味がない

私たちが食べたものは、消化酵素によって分解されながら、口から食道、胃、小腸、大腸へと運ばれます。分解された栄養素は血液中に送り込まれ、肝臓に貯蔵されます。そして必要に応じて肝臓から放出され、血液に乗って全身に送られていきます。

つまり、**血管が硬くなってしまうと、いくらよい栄養を摂っても全身にうまく運ばれないということなのです**。血管は一度硬くなると、なかなかもとに戻りません。血管の硬化に歯止めをかけて、血液を運べるしなやかな状態を維持し、強くするための対策が必要です。

医師の金言

血管を強くする3つのはたらき ❶NO《エヌオー》 ❷修復機能 ❸さらさらの血液

健康な血管の3つの定義

健康な血管とはどのような状態を指すのでしょうか。具体的には次の3つが「いい血管」の定義です。

①弾力性があり、しっかり拡張する（広がる）

②血管内の傷（ささくれ）の修復力が高い

③血液がさらさらの状態でかたまりにくい

①の血管拡張力を高めるためにポイントとなるのはNO《エヌオー》。**NOとは「一酸化窒素」のこと**です。

血管は外膜、中膜、内膜の3層構造になっており、内膜のさらに内側は血管内皮細胞で覆われています。

NOはこの血管内皮細胞から放出され、血管の収縮・拡張を正常に保つ役割を担います。すなわち強力な**「血管拡張物質」**ということです。

ほかにも、NOにはさまざまな作用があります。

- 血栓をできにくくし血液をさらさらにする
- 血管の酸化（⇒P.24）を防ぐ
- プラーク（⇒P.25）の形成を抑える
- 血管の炎症（⇒P.28）を抑える

どれだけNOを放出できる血管でいられるかが血管強化のカギ

加齢とともにNOの量は減ります。すると、血管の

血管は収縮・拡張できることが大切

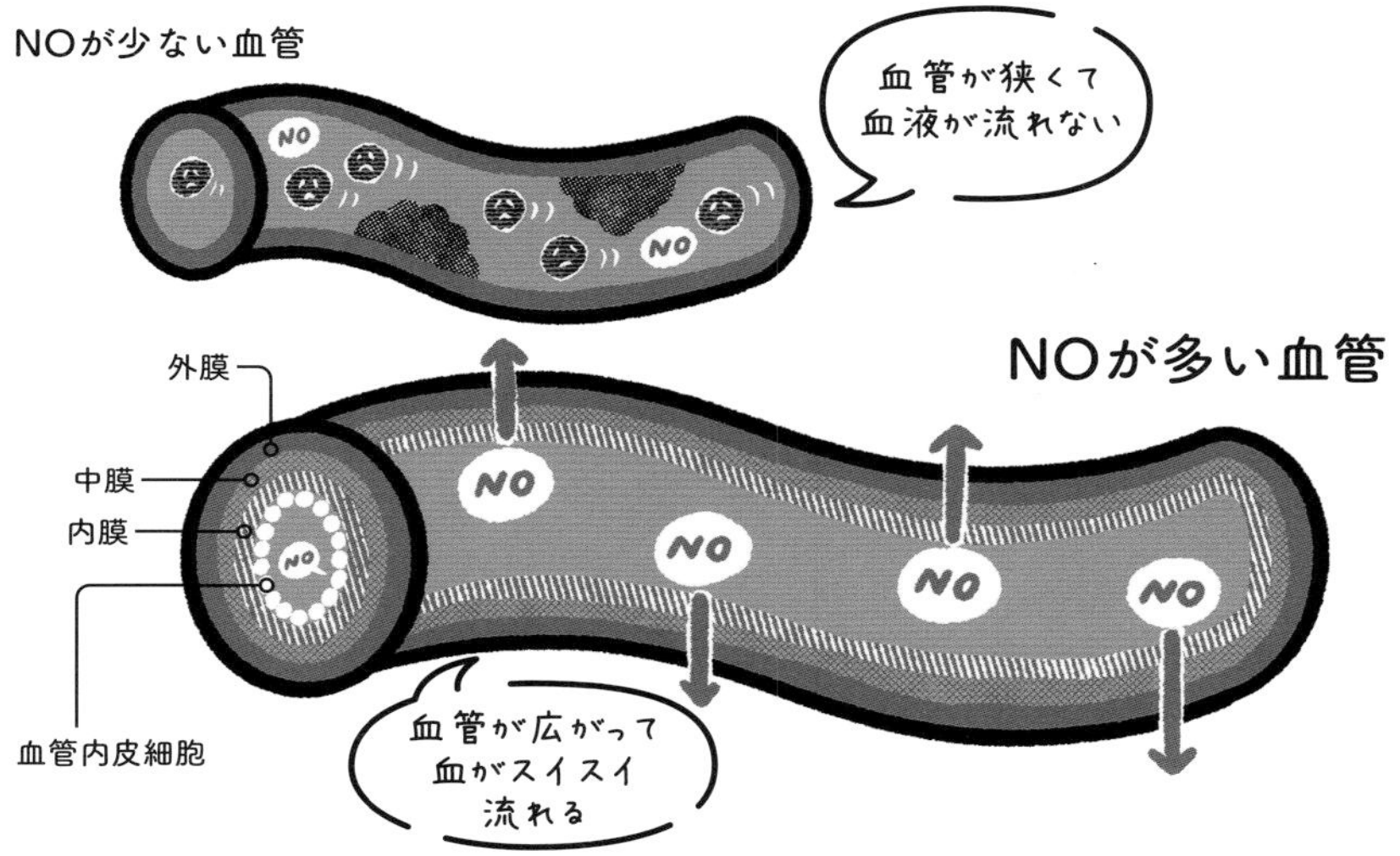

NO が多い血管はやわらかく、しっかり拡張、収縮できる。

弾力性も下がります。血液をさらさらにして血栓を作りにくくする作用や、抗炎症・抗酸化作用も下がり、血管の老化が進みます。

老化した細胞はやがて死にます。死んだ細胞は二度とよみがえりません。

つまり、老化する前に手を打たなければならないということ。そのカギがNOなのです。**NOをたくさん作るためには、NOのもととなるアミノ酸、タンパク質を積極的に摂ることが重要です。**

②の血管修復力のポイントとなるのはアディポネクチン（⇒P.37）という物質です。これは体の脂肪細胞から分泌されるホルモンの一種。血管内にできた傷を修復する機能を持ちます。

①②に加えて血液がさらさらであること。この3つのはたらきが正常であることが血管の健康には不可欠です。

医師の金言

生活習慣が乱れると、あっという間に血管はボロボロに

生活習慣の乱れは重篤な心臓血管病を引き起こす

メタボリックドミノという言葉をご存じでしょうか。メタボとは、メタボリックシンドロームの略です。メタボリックシンドロームとは、内臓脂肪の蓄積に加えて、空腹時に高血糖や血圧の上昇がみられる状態を指し、生活習慣の乱れから始まります。そしてメタボリックドミノとは、生活習慣の乱れといった小さな原因を皮切りに、ドミノ倒しのようにメタボリックシンドローム、糖尿病などの生活習慣病、心臓病や脳卒中など重篤な病気に至ることをいいます。

日々の悪習慣の積み重ねが血管をじわじわとむしばむ

ドミノの始まりは生活習慣の乱れです。つまり人は、いきなり重篤な病気になるわけではないということ。喫煙や、お酒の飲みすぎ、偏った食生活、運動不足といった生活習慣の乱れが危険因子となり、多くの病気を引き起こすのです。

そして、高血圧や脂質異常症など、生活習慣病に含まれる病気を見てみると、その多くが、**血管の詰まりや破裂など、血管・血液の状態が悪化することで引き起こされる病気**だということもわかります。

体はドミノ倒し式に悪くなる

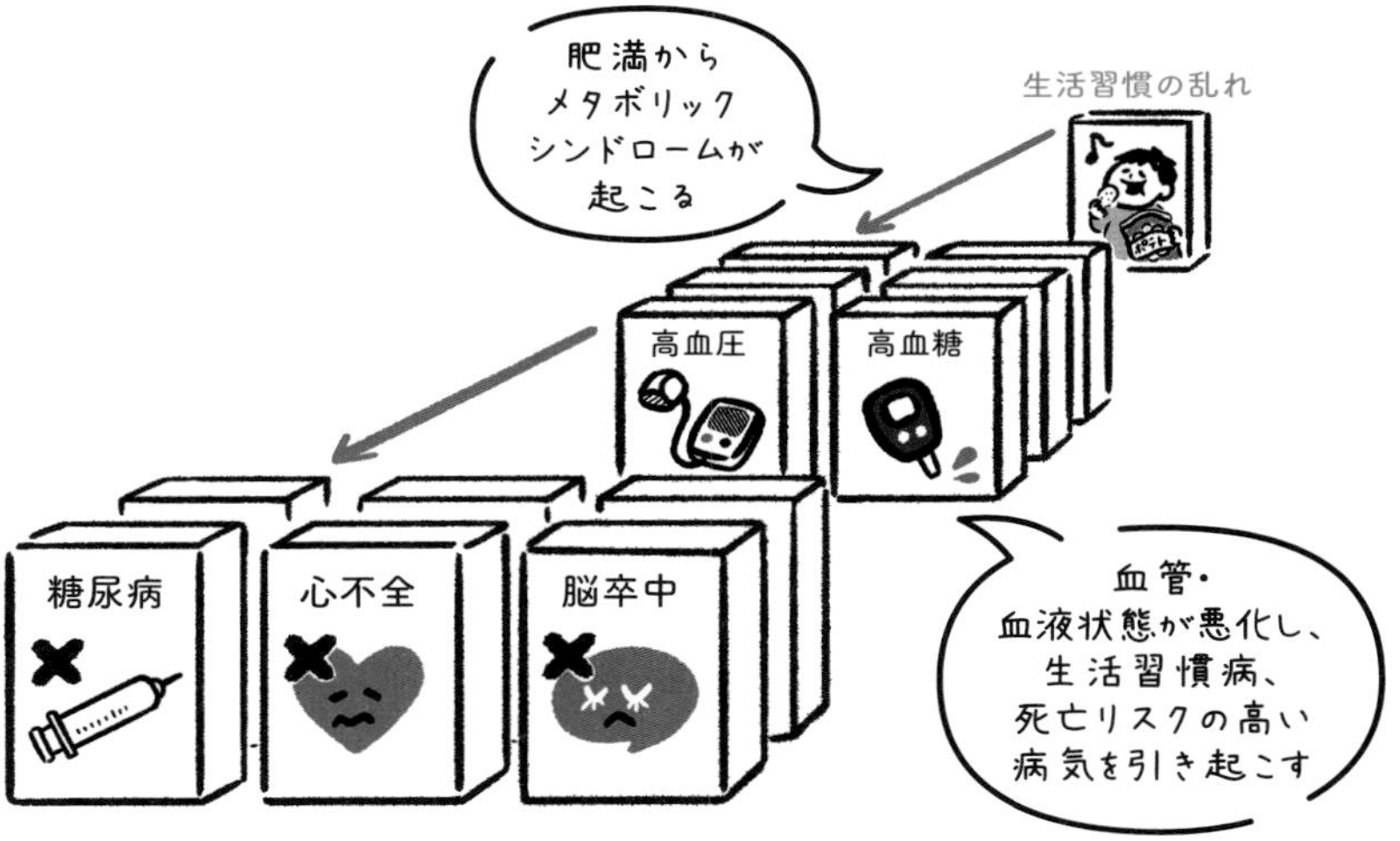

生活習慣の乱れは最終的に重篤な心臓血管病を招く。生活習慣をあらためることが血管強化の第一歩。

できるだけ早く メタボリックドミノから脱却しよう

メタボリックドミノから脱却するには、血管を健康に保つことが重要です。対策は早いに越したことはありません。なぜなら、一度老化した血管はもとに戻らないからです。ドミノの終点に近づいてから血管強化をしようと思っても遅いのです。血管が詰まる前、破れる前に先手を打ちましょう。

まずは血管の4大大敵である、**「酸化（⇒P.24）」「糖化（⇒P.26）」「炎症（⇒P.28）」「ストレス（⇒P.30）」を避けること、そしてドミノでいえば肥満の手前、生活習慣の改善から始めることが大切です。**

生活習慣をあらためることができれば、血管は強くなり、将来の心筋梗塞や脳梗塞など、死に至る病を回避することができるでしょう。

医師の金言

血管老化の4大原因 ❶酸化

酸化は血管をサビつかせ動脈硬化のリスクを高める

私たちは、体に取り込んだ酸素を使い食事から摂った栄養素を燃やすことで、エネルギーを作り出しています。このとき、**活性酸素**と呼ばれる物質が発生します。

活性酸素は、体内に侵入したウイルスや菌を退治する「いい面」も持ちますが、過剰に発生すると、体に備わっている抗酸化機能とのバランスが崩れ、体が強い酸化ストレスにさらされます。すると活性酸素は自分の細胞まで傷つけ、細胞が酸化します。酸化は体を老化させるだけでなく、血管にも被害をおよぼします。

血液の中には赤血球、白血球、血小板などのほかに、コレステロールが含まれています。

コレステロールといえば動脈硬化の原因だと考える方も少なくありません。ですが、すべてのコレステロールが悪いわけではないのです。よくないのは、**LDL（悪玉）コレステロールが酸化した「酸化LDLコレステロール」と呼ばれるもの**。

LDLコレステロールは、増えすぎると血管内に入り込みます。そこで活性酸素と出会って酸化し、酸化LDLコレステロールに変化します。酸化LDLコレステロールは血管壁の中にプラークというかたまりを作り、血管をサビつかせます。

酸化＝血管のサビ

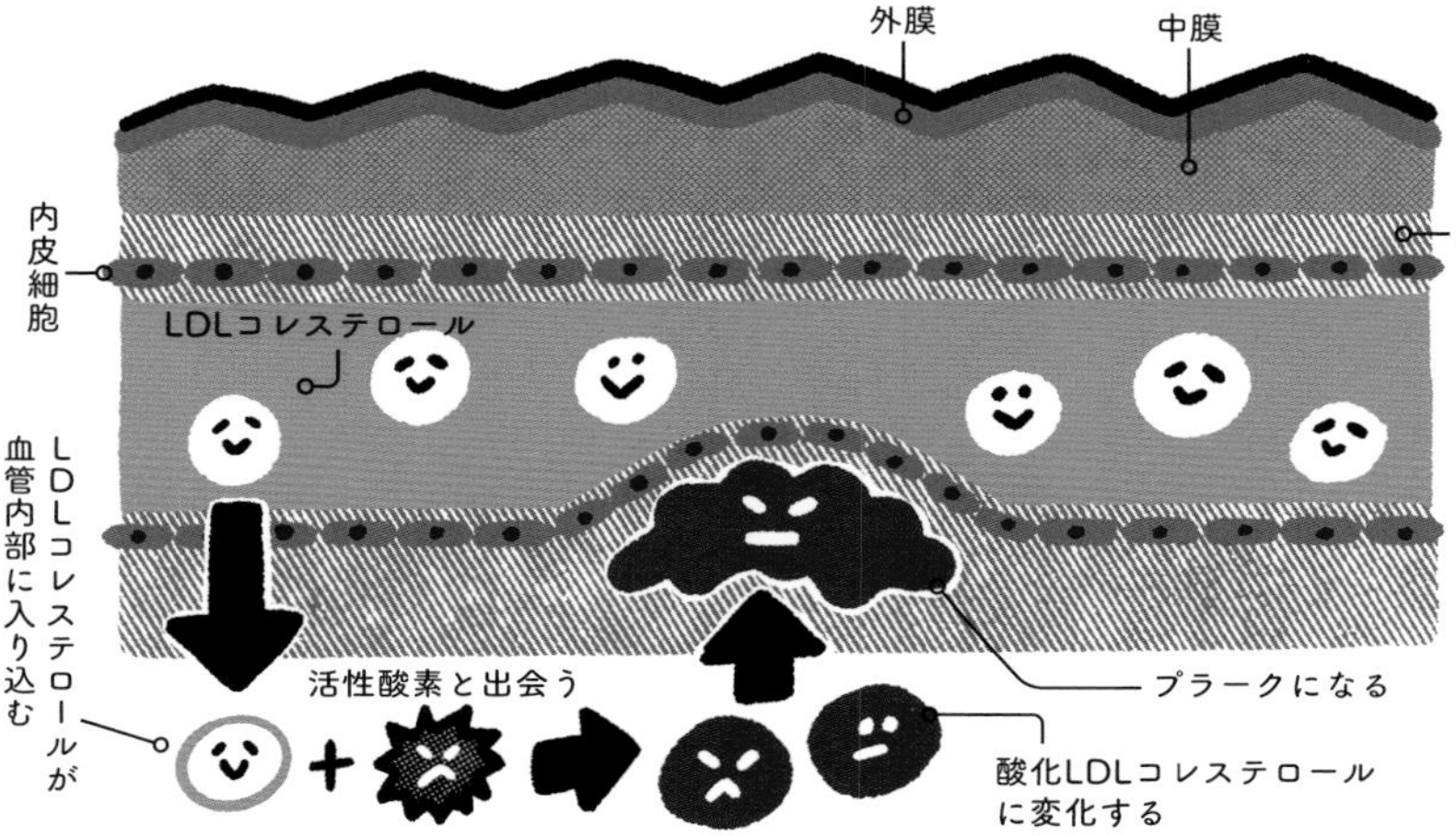

プラークは脂肪のかたまりのようなイメージ。血管の壁の中にでき、破裂すると血栓を作る。

抗酸化作用が高いのはビタミン類そしてコエンザイムQ10

血管のサビを防ぐためには、**血中のLDLコレステロールの量を減らすこと、そして抗酸化力の高い食材を摂り、活性酸素を取り除くことが大切です。**

私たちの体は実によくできていて、体の中には、細胞の酸化を防ぐための抗酸化ネットワークというシステムがあります。そのシステムを有効にはたらかせるために活躍するのが**ビタミンA・C・Eです。コエンザイムQ10とαリポ酸にも強い抗酸化作用が期待されています。**こうした栄養素を食品やサプリメントで摂取することが酸化防止になります。

一方で、食品に含まれる着色料や保存料は体を酸化させます。現代の食事では完全に避けることは難しいので、摂ったあと、いかに出すかもポイントです。

医師の金言

血管老化の4大原因 ❷糖化

糖化で作られたAGEは除去することができない

糖化とは、体の中のタンパク質が糖と結合し、糖タンパクという物質になること。「体の焦げ」ともいわれ、糖化が起こると体内でAGE《エージーイー》と呼ばれる物質が作られます。**AGEは酸化LDLコレステロールと同様に、血管の壁に入り込んでプラークを作ったり、血管内皮細胞のはたらきをさまたげたり、炎症を起こしたりします**。抗酸化物質によって除去できる活性酸素と違い、AGEは除去できません。そのためいかにAGEを増やさない生活を送るかがポイントなのです。

AGEを増やさないコツ

①高血糖を避ける

高血糖は、血中に糖が多くなっている状態。糖化が進み、一気にAGEが増えて血管にダメージを与えます。**血糖値を上げる食べ物は、いわゆる糖質です**。特に空腹時にいきなり糖質を摂るとAGEが急激に作られます。糖質を一気に食べることは避けてください。

AGEを増やさないコツ

②AGE食品を避ける

AGEは食べ物にも含まれます。**食材を加熱してつ**

体内で糖が余るとAGEに

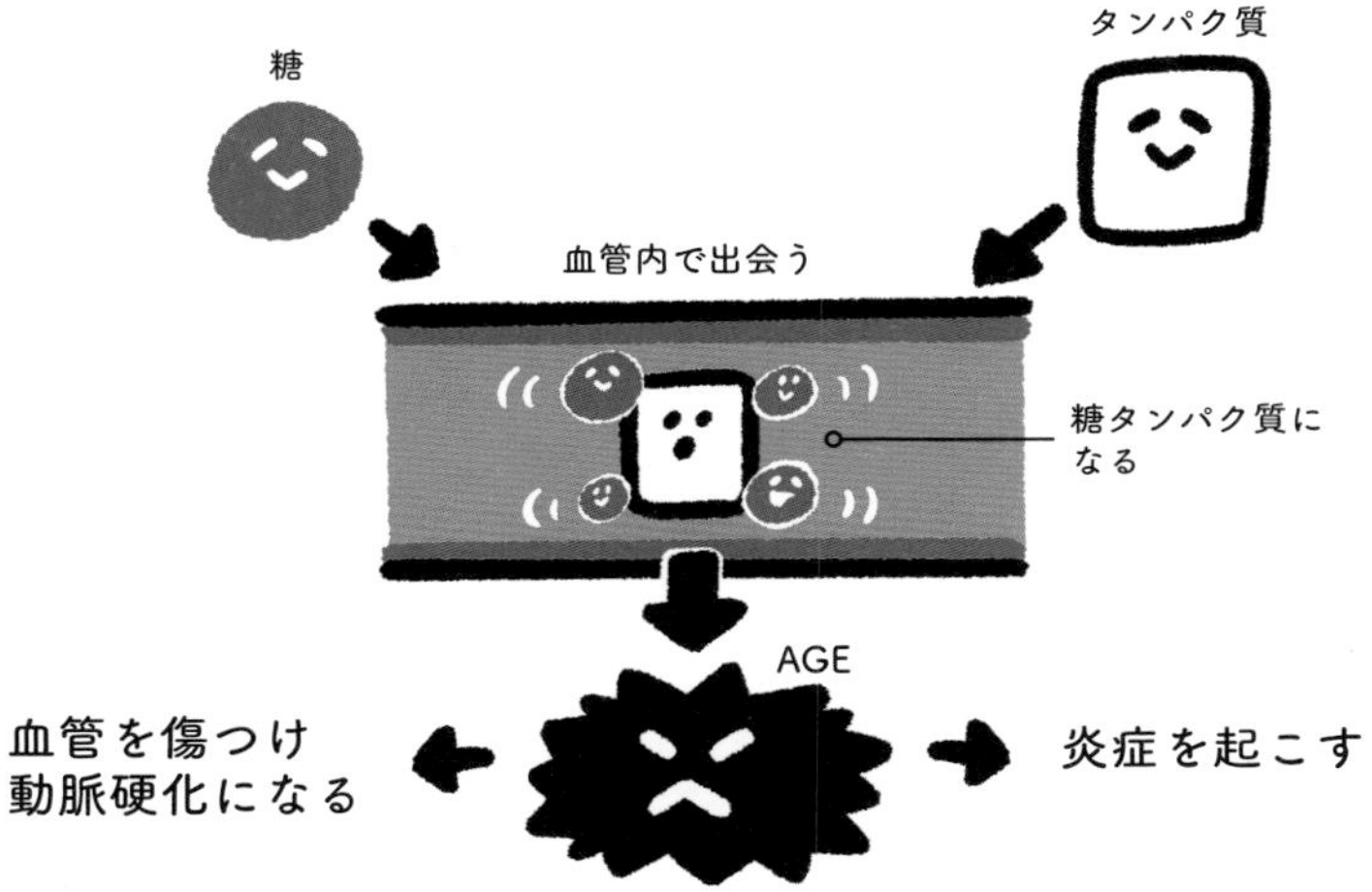

糖の摂取量が過剰になると、タンパク質に糖がこびりついてタンパク質が糖化され、AGEが作られる。

いた焦げ目の部分に発生し、加熱する温度が高いほどより多くなります。たとえば鶏肉1つとっても、唐揚げは煮たりゆでたりした場合の10倍のAGEが発生するといわれています。

AGEを増やさないコツ

③血糖値の上昇をゆるやかにする

野菜や海藻など、食物繊維の豊富なおかずを先に食べ、次に肉や魚などのタンパク質、最後にごはんなどの炭水化物を食べることで血糖値の急上昇を防ぐことができます。**野菜から炭水化物を食べるまで、15分以上空けるとさらに効果的です。**

また、同じ炭水化物でも、白米より玄米、白いパンより全粒粉パンなど、より精製されていないもののほうが、血糖値の上昇がゆるやかです。

医師の金言

血管老化の4大原因 ❸炎症

炎症が長引くと血管がもろくなり動脈硬化を起こしやすくなる

炎症とは、体内に侵入した悪い物質と細胞（マクロファージ）が闘って、体内で火事が起こっている状態です。炎症が起こるとその部位が赤く腫れたり痛んだりします。

炎症は体のいたるところで起こっています。風邪で熱を出すのも、風邪の菌と白血球が闘って起こる炎症によるものですし、皮膚炎、肺炎なども、皮膚や肺が炎症を起こしているのです。また、血液が血管にぶつかると血管壁が傷つき炎症が起きます。炎症がすぐに治まれば血管の修復機能で修復されますが、炎症が長引くと正常な細胞が減り、血管内は焼け野原状態に。そのまま放置すれば動脈硬化や血栓を招きます。

炎症の度合いは、血液検査のCRP《シーアールピー》という項目でわかります。基準値は0・30mg／dL以下で、体内で炎症が起きたり、組織細胞に障害が起きたりすると数値が上がります。

炎症を抑えるために有効なのが油（脂質）です。脂質は細胞を包む膜（細胞膜）の成分です。血管内皮細胞も表面は油。油は血管を守ってくれます。

血管を守るためには、青魚などに含まれるEPAやDHA、アマニ油、エゴマ油といった「オメガ3系」

炎症が起こると血管は焼け野原に

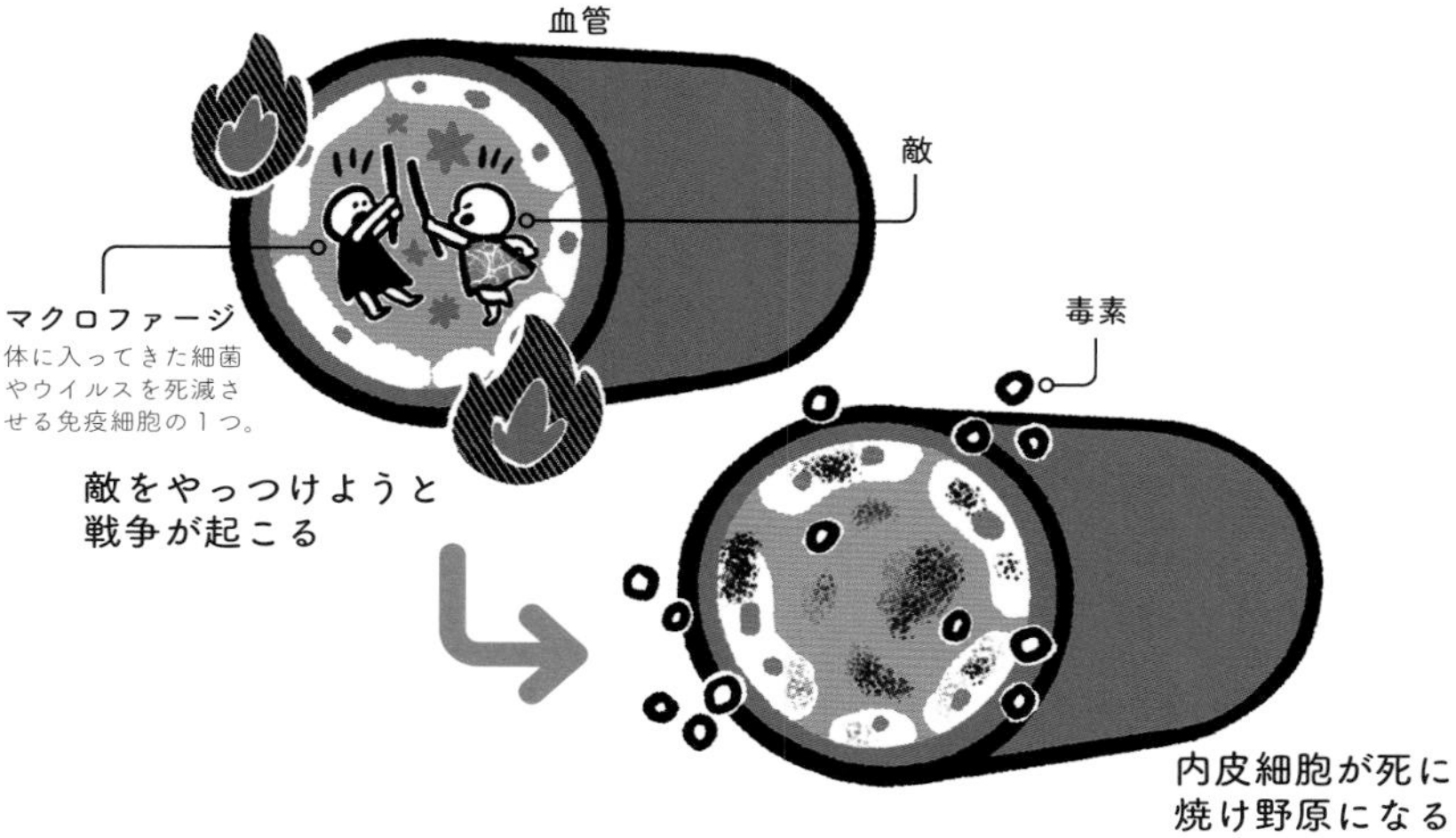
血管
敵
マクロファージ
体に入ってきた細菌やウイルスを死滅させる免疫細胞の１つ。
毒素
敵をやっつけようと戦争が起こる
内皮細胞が死に焼け野原になる

炎症が続くと正常な細胞が減り、血管内はボロボロに。血液も栄養もうまく運べなくなり、毒素が血管の外に漏れ出すこともある。

（⇒P.50）の油を摂りましょう。これらの油には血管だけでなく、全身の炎症を抑える効果もあります。

オメガ6系の油は摂りすぎに注意

逆に炎症を起こすのが、サラダ油、コーン油、ごま油といった「オメガ6系」のもの。加工食品にも多く含まれています。ですが、オメガ6系、オメガ3系ともに体に必要な必須脂肪酸です。オメガ6系の油は摂りすぎに注意しますが、まったく摂らないことは避けましょう。**最近の調査では、オメガ6系：オメガ3系の油を1：2の割合で摂取すると心臓病による死亡リスクが低くなることがわかっています。**

ポテトチップスやフライドポテトはオメガ6系の油が多く酸化作用もあり、AGEも含むので食べないほうが得策です。

医師の金言

血管老化の4大原因 ❹ストレス

心と体のストレスで血管がボロボロに

私たちは日々ストレスにさらされています。不安、怒りなどの心のストレスだけでなく、睡眠不足や過労など、体のストレスもあります。こういった、**日々受け続けるストレスを「慢性ストレス」といい、血管をボロボロにする原因となります。**

ストレスを受けると、自律神経を形成する神経系のうち、活動力を高めるといわれている「交感神経」が優位になります。交感神経が頑張っている間、体は緊張状態が続きます。無意識のうちに全身に力が入り、

血管はギューッと収縮して細くなります。血液は狭いところを流れることになるため血圧も上がります。圧力が高いまま血液が流れ続けると、血管の壁は傷つきやすくなります。つまりストレスを受けている間、血管は傷つき続けているのです。やがて修復が追いつかなくなり、動脈硬化を招くことになります。

また、心臓は全身に血液を送り続けなければならないため、細い血管に血液を力づくで送る羽目になり、心拍数も上がります。

健康な血管を手に入れるためには、酸化、糖化、炎症を防ぐことに加え、ストレスを避けることも大切であることがわかります。

血管はストレスの影響を受けやすい

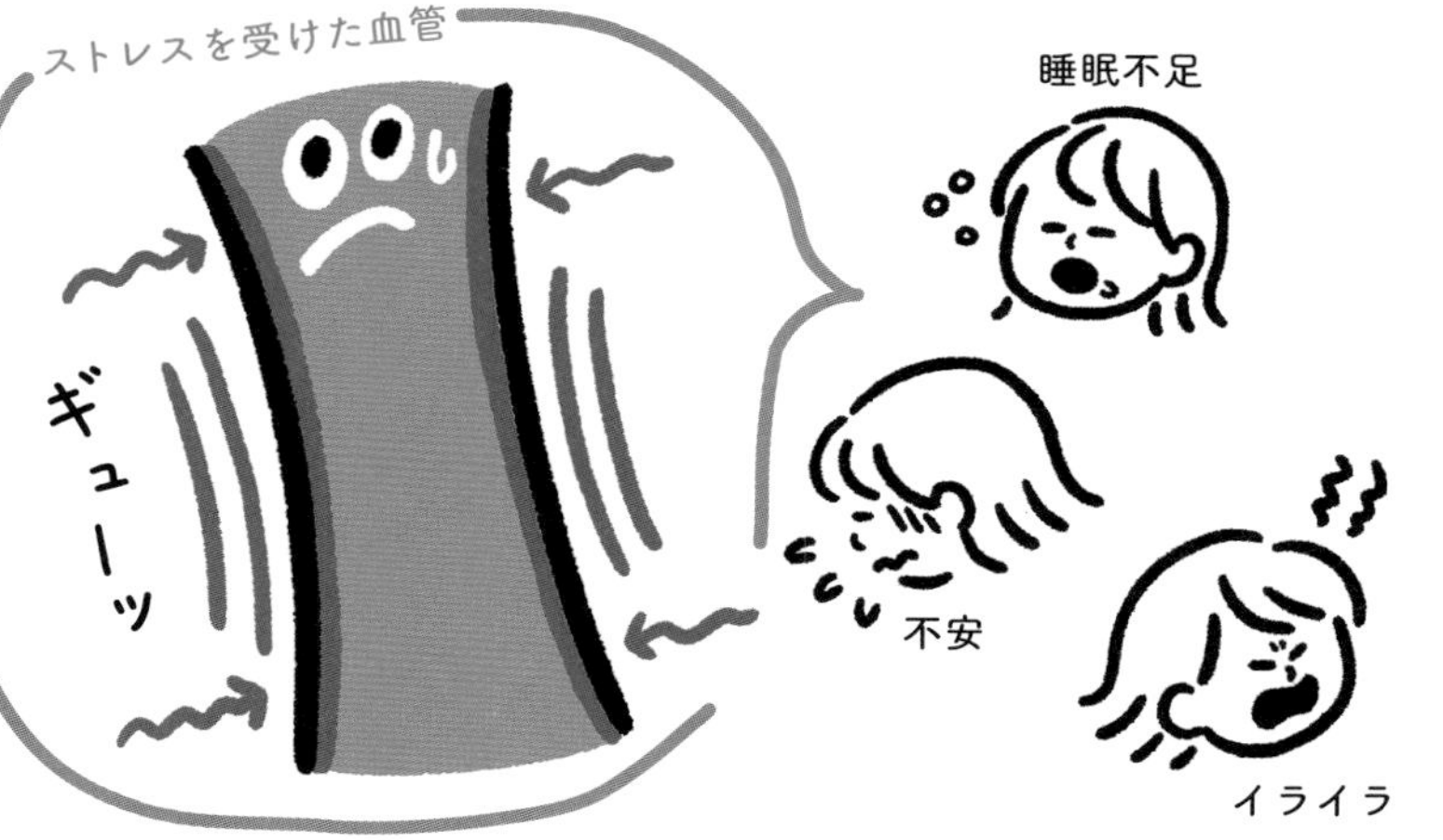
ストレスを受けた血管
ギューッ
睡眠不足
不安
イライラ

睡眠不足、不安やイライラといった慢性ストレスを受けると、血管もストレスを受けてボロボロになる。

リラックスとNOを増やす生活を

自律神経には、交感神経のほかに副交感神経があります。副交感神経が優位になると体もリラックスするため、血管が広がりやすくなります。**血管ストレス解消のためには、副交感神経をしっかりはたらかせることが大切です**。

副交感神経は、睡眠中や入浴中など、リラックスしているときに優位になります。深呼吸やたくさん笑うこともおすすめです。

また、NO（⇒P.20）も血管ストレスをやわらげる効果があります。慢性ストレスは血管に悪影響であるとお伝えしましたが、**「急性ストレス」と呼ばれる軽い運動はNOの量を増やします**。1日20分程度でよいので、ウォーキングや運動を行いましょう。

医師の金言

いい血管を保つには赤血球の柔軟性も大切

いい血液とは「流れやすい血液」のこと

血管を健康に保つためには、血液の状態も重要です。健康的な血液のことを「さらさらの血液」と表現しますが、これは、**赤血球に柔軟性があり、細い毛細血管にも滞りなく血液が流れる状態を指します**。

では「健康的でない血液」とはどういった状態でしょうか。これは「スムーズに流れにくい血液」のこと。たとえば、糖質や揚げ物、油っぽいものばかり食べて、血液中のLDL（悪玉）コレステロールや中性脂肪（脂質）が増え、ドロドロになるような状態のことです。

流れにくい血液は血管を傷つける

血液中の脂質が増えると赤血球が硬くなり、細い血管の中を流れにくくなります。

さらに、ストレスによって血管が傷つきやすい状態になると、血管を修復しようと血小板が傷の周りに集まるため血流が停滞します。

また、傷口にLDL（悪玉）コレステロールが入り込むと血管壁の中で酸化・糖化してプラークを作り、血管を狭くしたり、もろくしたりします。

このように血液の状態によっても血管は老化します。

糖質・脂質の摂りすぎは血液ドロドロを招く

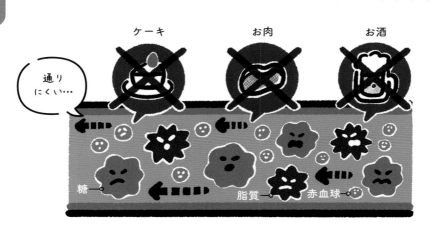

甘いもの、脂質の多いお肉、お酒などを摂れば摂るほど、血液はドロドロになっていく。

食べ物と運動でさらさらの血液を手に入れよう

流れやすい血液にするためには、まず、食生活の改善です。**糖質や脂肪を控え、血液をさらさらにする食べ物を摂りましょう**。たとえば、青魚に多く含まれるDHAやEPA、納豆、酢、ポリフェノール、昆布やわかめなどに多く含まれるアルギン酸、抗酸化作用の強いビタミンE、Cなどです。

また、**水をたくさん飲むことも大切です**。血液中の水分量の低下も血液を流れにくくする原因の1つです。水分量が低下したことで血液中の赤血球が増え、流れが滞るのです。

ただし、水分には赤血球をやわらかくするなどの効果はないのでドロドロ血液の根本的な解決法ではないことだけは覚えておいてください。

医師の金言

貧血も血管を詰まらせる「心腎貧血症候群」

めまいや立ちくらみだけではない 貧血が引き起こすさまざまな病気

貧血になると、めまいや立ちくらみが起こりますが、血管にも大きな影響をおよぼします。

貧血の多くは体内の鉄が不足しています。血液中の鉄は、酸素を運び二酸化炭素を回収する役割があります。鉄が不足すると、十分な量の酸素を運べなくなります。不足を補うために、心臓は頑張って収縮を繰り返し、血液を送ろうとします。その結果、高血圧を引き起こすだけでなく、心臓の筋肉が分厚くなり心臓肥大につながりかねないのです。

鉄不足が原因で 起こる貧血

では貧血はどのように起こるのでしょうか。1つは血液中の**鉄の不足**です。それによって、血液中の赤血球に含まれるヘモグロビン（Hb）の量が少なくなることが第一の原因です。ヘモグロビンの基準値は、男性が13・0〜16・6g／dL、女性が11・4〜14・6g／dL。これより低い場合は貧血の疑いがあります。

もう1つの原因は、**フェリチンという、タンパク質に覆われた貯蔵鉄の不足**です。一般の医療機関で行う血液検査では、ヘモグロビンの値だけを見るため、フェリ

貧血だと心臓は頑張る羽目に

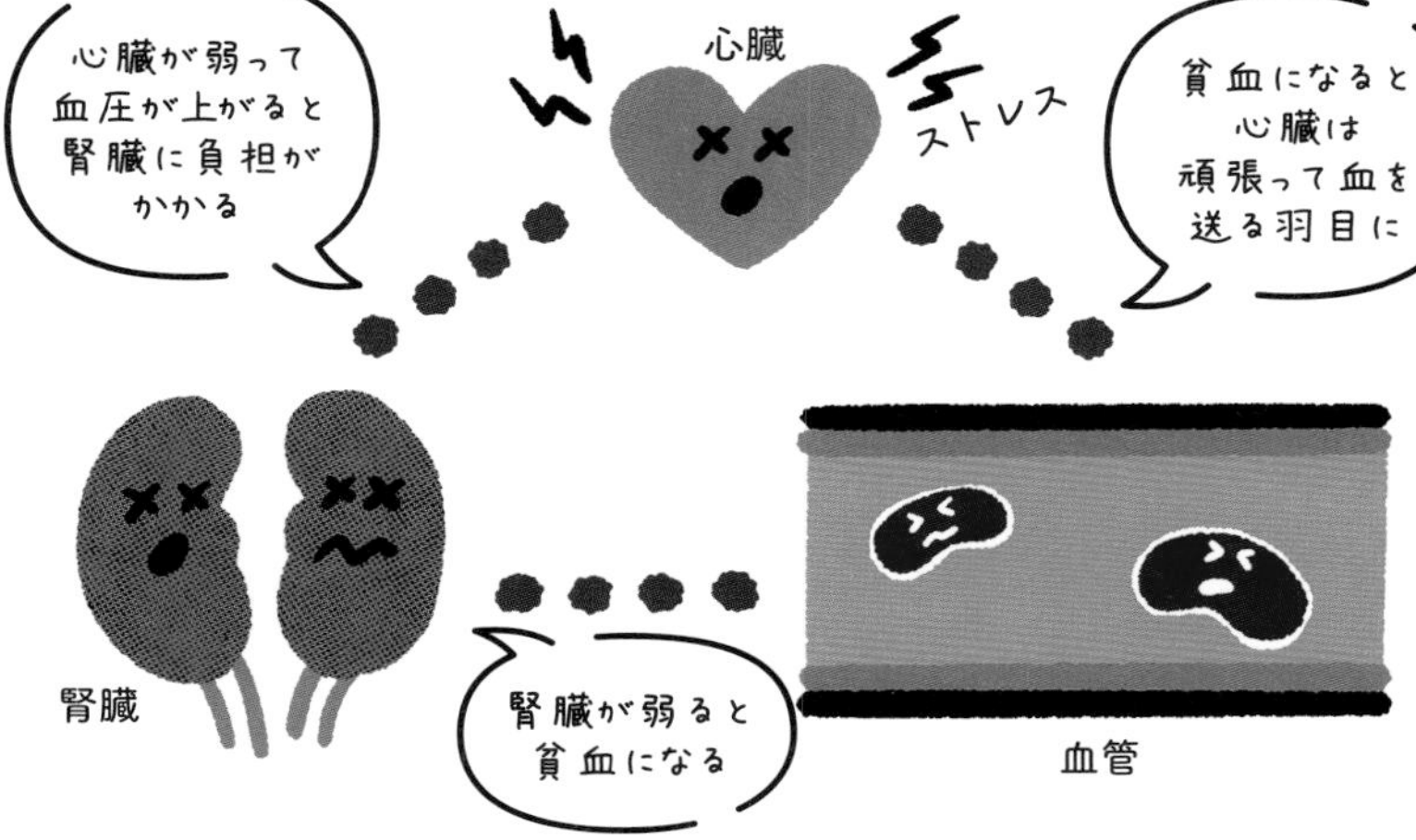
心臓が弱って
血圧が上がると
腎臓に負担が
かかる
心臓
ストレス
貧血になると
心臓は
頑張って血を
送る羽目に
腎臓
腎臓が弱ると
貧血になる
血管

腎臓の機能低下は貧血を招く。貧血は心臓に負担をかける。こうした心臓と腎臓、貧血の関係を「心腎貧血症候群」と呼ぶ。

チン不足は見つかりにくいのです。そのためフェリチン不足による貧血は「隠れ貧血」とも呼ばれています。

腎臓由来の貧血が起こることもある

貧血には、腎臓由来のものもあります。腎臓は血液を増やすエリスロポエチンというホルモンを作っています。腎臓が弱るとこのホルモンが出なくなり、それによって貧血が起こるのです。そのほか、ビタミンB12や葉酸の不足から起こる貧血もあります。

こうした、**心臓や腎臓と貧血との関係を、「心腎貧血症候群」と呼んでいます**。

貧血は女性に多いイメージがありますが、男性にも起こります。**鉄は体内では作れないので、食べ物から摂る必要があります**。少なくとも1日約10mgの鉄を摂取することを目標にしましょう。

医師の金言

血管老化は20代から。抗酸化&デトックスで強血管を作る

血管の老化スピードには個人差が自覚症状なく静かに進行する

血管の老化とは、酸化、糖化、炎症、ストレスなどさまざまな要因から血管の壁が弾力を失い、硬くてもろい状態になることです。血管老化は動脈硬化につながります。動脈硬化は長い年月をかけてゆっくり進行していきます。自覚症状がないことも多く、突然血栓ができて血管が詰まり、大きな疾病につながる恐ろしさがあります。

血管老化は高齢者の問題というイメージを持つ人も少なくありません。ですが**血管の老化スピードには個人差があり、必ずしも実年齢と血管年齢は一致しません**。男女差もあります。

女性は女性ホルモン（エストロゲン）がコレステロール値を低く保ち、炎症を抑えてくれるため、動脈硬化は50代くらいから始まります。これに対し、男性は40代くらいから始まるため。男女の平均寿命の差が10年というのも道理ですね。そして、**早い人では20代から動脈硬化が始まることもあるのです**。

血管老化を防ぐコツはいいものを摂り、悪いものを出すこと

血管の老化を防ぐためには、血管を強くする食事を

血管を強くするものを食べよう

強い血管を作ろう
ブロッコリー
ほうれん草
トマト
ショウガ
大豆
バナナ

酸化、糖化、炎症を防ぐ代表的な食材はブロッコリーやショウガ、トマト、バナナ、ほうれん草など。抗酸化力の高い食材がおすすめ。

摂ること、そして**体内に入ってしまった悪いものをデトックスすることが大切**です。

血管を強くする食事とは、酸化、糖化、炎症を起こさないものを食べることです（第2章参照）。

デトックスとは、悪いものを体の外に出すことです。私たちは体の中に、腸、腎臓、肝臓といったデトックス器官を備えています。中でも重要なのは腸。不要なものを便として出すだけでなく、腸内の免疫細胞によって外部からの有害物質の侵入を防ぎます。また、肝臓は体内に入り込んだ有害物質を解毒してくれます。

最強のデトックス物質は、脂肪細胞から分泌されるアディポネクチンです。血管にこびりついたゴミを取り除いたり、傷ついた血管を修復したりします。ただし内臓脂肪が増えるとアディポネクチンは減少するので太らないことが大切。また、大豆などアディポネクチンを増やしてくれる食べ物を摂ることも有効です。

血管老化食材はコレ！
悪いものは摂らないのが吉

血管強化のポイントは、①よいものを食べ、②悪いものを出すことですが、手っ取り早く血管老化を防ぐなら、悪いものを摂らないことも対策の１つ。悪いものの代表は化学物質です。その筆頭がたばこです。食品では、ファストフードやコンビニ食品。多くの添加物が使用されています。

スナック菓子や清涼飲料水も同様。血管をボロボロにしてしまいます。しかも、これらは体に必要な栄養素をほとんど含まないにもかかわらず高カロリーで、肥満の原因になります。肥満はデトックス物質であるアディポネクチンを減らすことはすでに述べましたね。

以下に、避けてほしい食品をまとめましたので、ぜひ参考にしてください。

食べないほうがいいもの

・白砂糖：洋菓子・アイス・清涼飲料水など
・トランス脂肪酸：牛肉・洋菓子・マーガリン・揚げ物など
・リノール酸：サラダ油・マヨネーズなど
・精製炭水化物：白米・小麦粉を使用したパンやうどんなど

第2章

血管がよみがえる！最強栄養&食材

本章では、血管を元気にする食品や栄養素について紹介します。いい栄養をたくさん摂って、元気な血管を作りましょう。

医師の金言

食材を丸ごと食べる「ホールフード」を意識する

やみくもに栄養を摂るよりバランスが大事

「〇〇が体によい」と聞けば、そればかり食べてしまいたくなるもの。しかし、どんなによい食材でも同じものを大量に、ずっと食べ続けることは、実はあまり意味がありません。

体が1日に必要としている栄養素の量はだいたい決まっています。そのため、それ以上の量を摂取しても、便や尿として体の外に排出されてしまいます。また、一定の食材の摂りすぎは、かえって体に悪いこともあります。**大事なのはバランスなのです**。

すべての栄養素は助け合って体を支えている

炭水化物（糖質・食物繊維）、タンパク質、脂質、ビタミン、ミネラルのことを5大栄養素といい、最近は、これにファイトケミカル（植物だけが持つ成分）を加えて「必須6大栄養素」ともいわれています。

このうち、炭水化物（糖質）、タンパク質、脂質は、体の中でエネルギー源になったり体を作る材料になったりします。ビタミンやミネラルは、代謝を助け、体の調子を整える役割を持ちます。このように、すべての栄養素は、それぞれに与えられた役割が違うため、

栄養素を丸ごと摂ろう

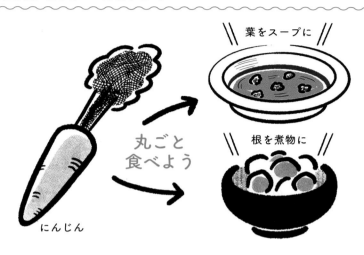

野菜は根にも葉にも栄養が含まれる。葉はスープに、根は煮物やカレーなど、丸ごと調理して食べることで、多様な栄養が摂れる。

助け合いながら私たちの体を支えてくれています。つまり、「これだけ摂っていれば大丈夫」という栄養素はなく、どの栄養素も同じように大事なのです。

手っ取り早いのは丸ごと食べること

そこでおすすめなのが、食材を丸ごと食べる「ホールフード」という考え方。

たとえば、精製していない玄米や全粒粉は、糖質に加え、ビタミン・ミネラル、食物繊維など、体に必要な栄養素を網羅しています。また、普段捨てている皮などの野菜くずにもビタミンや食物繊維、抗酸化作用の強いファイトケミカルなどが豊富に含まれています。これらを丸ごと食べることで、ムダを出さず、バランスよく栄養を摂ることができます。

医師の金言

最強栄養1 しなやかな血管を作るのは「タンパク質」

健康な血管に欠かせないタンパク質のすごいはたらき

タンパク質は、エネルギー源になるだけでなく、臓器や筋肉、血管、血液など、体を作る材料となります。良質なタンパク質は血管をしなやかにし、高血圧の予防や、脳卒中、認知症の予防にも貢献します。

特に大豆タンパクにはアディポネクチンを増やすはたらきもあります（⇒P.37）。アディポネクチンは抗炎症作用や抗酸化作用もあり、血管の強い味方です。

また、タンパク質は、体内で分解されるとアミノ酸と呼ばれる成分になります。

アミノ酸には種類がたくさんあり、その1つである**「リジン」は血管を丈夫にするはたらきを持ちます。また、「アルギニン」や「シトルリン」は、NO（⇒P.20）の産出を促します。**

そして、コラーゲンもタンパク質の一種です。皮膚のハリや弾力を保ってくれることで知られていますが、**血管の壁を作る成分でもあり、動脈硬化を防いだり、傷ついた血管を修復したりもします。**

コラーゲンは、体内で合成する際に鉄とビタミンCを必要とします。そのためコラーゲンを摂るときは、鉄やビタミン類も一緒に摂ることを意識するといいでしょう。

タンパク質は血管を作る

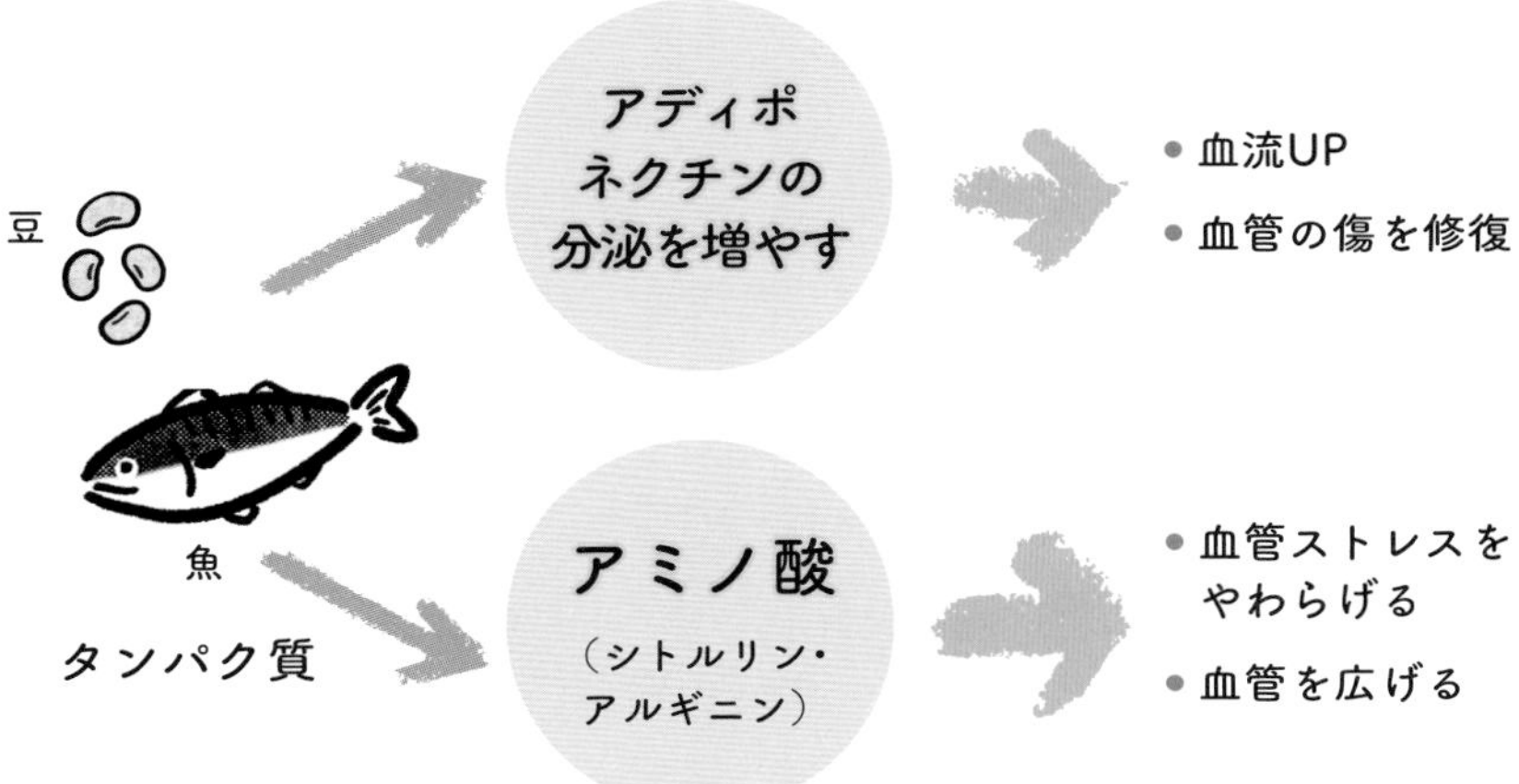

タンパク質は、血管拡張や傷の修復に役立つ。体内合成に必要な栄養素も一緒に摂るのがポイント。

交感神経のはたらきを抑える動物性タンパク質

タンパク質のはたらきは、それだけではありません。タンパク質には、肉や魚に含まれる動物性タンパク質と、大豆などに含まれる植物性タンパク質があります。**動物性タンパク質に含まれる「タウリン」や「メチオニン」は、交感神経（⇒P.30）のはたらきを抑え、血圧の上昇や心拍数の増加などを抑制してくれます。**

また、動脈硬化の原因となるＬＤＬ（悪玉）コレステロールの排出も促します。

ただし、動物性タンパク質が多く含まれる食品には脂質も多いため、摂りすぎに注意しましょう。

このようにタンパク質は、血管を広げ、丈夫にし、傷を修復するだけでなく、交感神経のはたらきまで抑えるすごい栄養素なのです。

医師の金言

最強栄養❷ 酸化を強力に防ぐ「ビタミンA・C・E《エース》」

ビタミンエースは抗酸化ネットワークの中核

ビタミンは抗酸化作用が強い栄養素。中でも強力なのは**ビタミンA・C・E**です。抗酸化力の高さから「**ビタミンエース**」とも呼ばれています。

これらは、コエンザイムQ10やαリポ酸といった成分とともに**体内で抗酸化ネットワークを作り、互いに協力し合って余分な活性酸素を取り除いたり、酸化した物質をもとに戻したりします**。

血管の抗酸化にももちろん貢献し、サビついた血管を修復してくれる、血管の強い味方です。

ビタミンB群は血管だけでなく健康にいい作用が豊富

ビタミンB群のはたらきも忘れてはいけません。ビタミンB6、ビタミンB12、葉酸（ビタミンB9）には、**動脈硬化や認知症の原因となる「ホモシステイン」という物質を減らす力**があります。

また、ビタミンB群には**抗炎症作用やコラーゲンの合成を助けるはたらき**があります。

ほかにも、「幸せホルモン」とも呼ばれるストレス緩和ホルモン「セロトニン（脳の神経伝達物質）」の生成にも関わっています。

活性酸素を帳消し！ ビタミンA・C・E

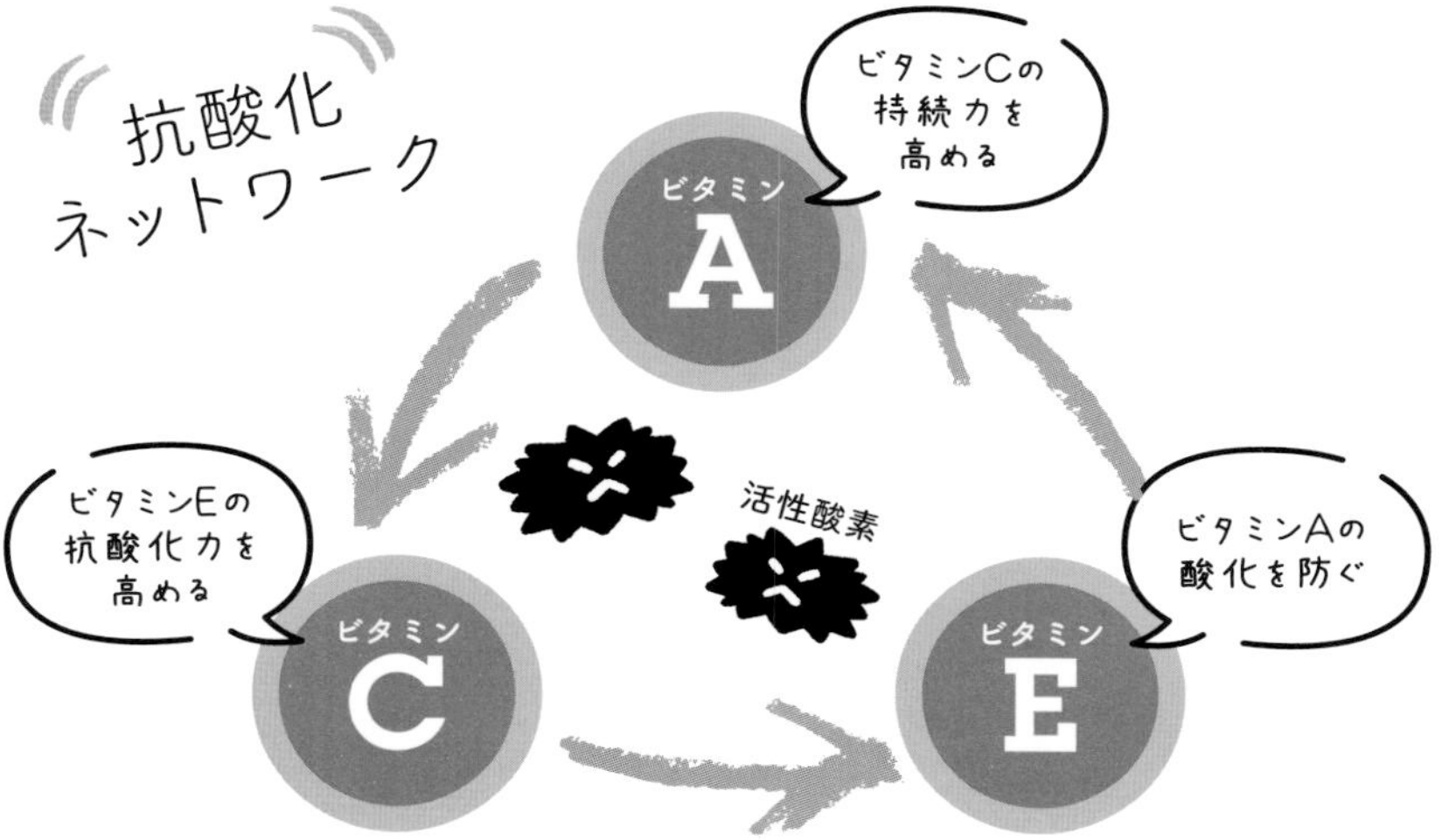

偏りなく多品種を少量ずつ摂取しよう

ビタミンAを多く含むのは、にんじん、かぼちゃ、ほうれん草、春菊など**「色の濃い野菜」**※や、レバー、うなぎ、あなご、卵黄などです。

ビタミンCは、ブロッコリー、ピーマン、キャベツなどの**「緑の野菜」**や、じゃがいも、いちご、キウイ、かんきつ類などに多く含まれます。

ビタミンEはかぼちゃ、ナッツ類、うなぎ、えび、かに、ツナ缶などに含まれます。**ビタミンAとEは、油と一緒に摂ることで吸収しやすくなります。**

ビタミンB群は魚介類やバナナ、赤パプリカ、さつまいもなどに含まれます。抗酸化ネットワークを効果的にはたらかせるためには、少しずついろいろな栄養素を摂るようにしましょう。

※βカロテンとして含まれ体内で必要に応じてビタミンAに変わる。

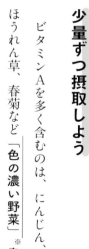

医師の金言

最強栄養③
活性酸素を退治する！「コエンザイムQ10」

抗酸化作用を持ち エネルギー産生にも携わる

コエンザイムQ10は、ビタミンと並んで抗酸化力のある物質です。**細胞を傷つけ、老化のもととなる活性酸素を退治してくれる**ので、アンチエイジングのサプリメントとしてもよく知られています。

また、栄養素をATPに変換するという大事なはたらきを持ちます。ATPとは、細胞の中にあるミトコンドリアという器官が作り出す「活動するためのエネルギーを供給する物質」のこと。**血管を拡張したり臓器の血流をよくしたりする機能改善作用も持ちます。**

心臓が元気にはたらくために 欠かせない物質

コエンザイムQ10は、体内で合成され、ほとんどの細胞に自然に存在します。中でも心臓、肝臓、腎臓、膵臓に多く見られます。特に、全身に血液を送るポンプのはたらきを持つ心臓は、多くのエネルギーを必要とするので、コエンザイムQ10がたくさん存在しています。**そのためコエンザイムQ10が不足すると、血液が十分に流れなくなり、血行不良によるむくみや低血圧、心疾患などを起こす可能性があります。**

心臓が元気になって血流UP

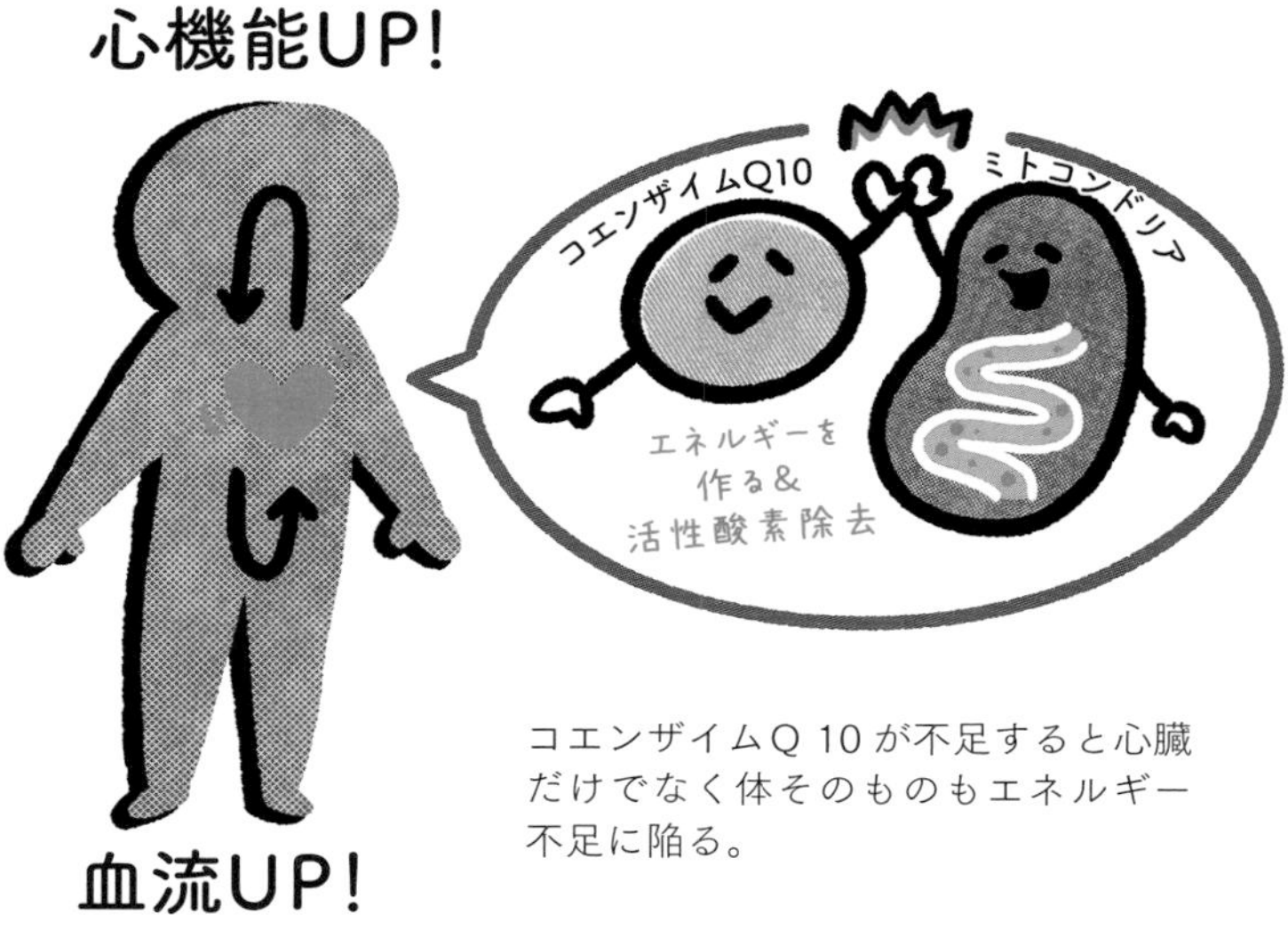

コエンザイムQ 10が不足すると心臓だけでなく体そのものもエネルギー不足に陥る。

食品やサプリメントから摂るのがおすすめ

コエンザイムQ10は加齢によって減少するため、食品やサプリメントで補いましょう。

食品では、いわしやさばなどの青魚、牛、豚、鶏などの肉、チーズ、大豆、ほうれん草、ブロッコリー、ごま、ナッツ類に含まれています。

油に溶けやすい性質を持つので、油を使って料理したり、油を含む料理と一緒に食べたりすると吸収しやすくなります。

ただ、コエンザイムQ10を多く含む青魚でも100g中6〜7mgと含有量は少なめ。**サプリメントも上手に利用するとよいでしょう。**

体内で効率よくコエンザイムQ10を合成するためにはタウリン、ビタミンC・B2、葉酸も必要です。

医師の金言

最強栄養④ 血糖値の上昇を抑える「カテキン＆デオキシノジリマイシン」

カテキンは血糖値の急上昇を防ぐ

血管老化の４大原因の１つ、糖化を抑えてくれるのが、「カテキン」や「デオキシノジリマイシン」です。これらは血糖値の上昇をゆるやかにし、高血糖を防ぐ効果があります。

カテキンはお茶に含まれる苦み成分で、ポリフェノールの一種。緑茶に多く含まれます。腸からの糖の吸収を抑え、血糖値の急上昇を防いでくれるすぐれものです。強い抗酸化作用もあり活性酸素を除去します。また、コレステロール値を下げる効果もあります。

デオキシノジリマイシンは糖の吸収を抑える

デオキシノジリマイシンは、桑の葉に含まれる成分で、**体内に入ってきた糖の分解をさまたげ、小腸から吸収されにくくします。**そのおかげで、血液中の糖濃度が上がりにくくなり、血糖値の急上昇が抑えられるというわけです。血糖値が急上昇しないことからインスリンの分泌量も減り、膵臓にかかる負担も減らすことができます（⇒P.117）。

ちなみに吸収されずに大腸に届いた糖は腸内細菌のエサとなり、便となって排出されます。

デオキシノジリマイシンが血糖値上昇を抑える

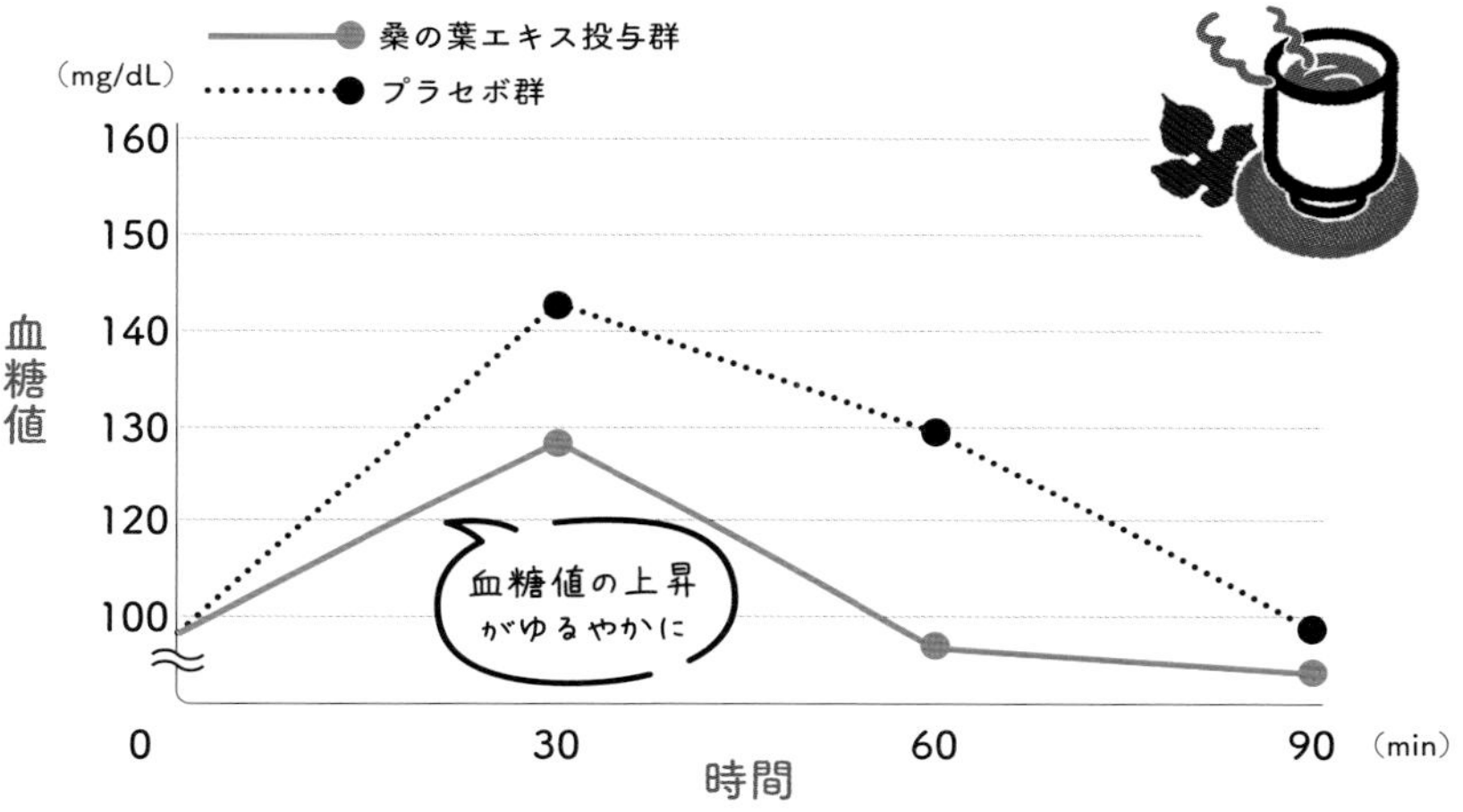

出典：https://www.naro.go.jp/publicity_report/press/laboratory/tarc/012906.html

上図は、桑の葉に含まれるデオキシノジリマイシンが食後の血糖値上昇を抑えることを表したデータ。

食物繊維を積極的に摂取し余分な糖質を体の外に出そう

血糖値の上昇を避けるには、食物繊維も有効です。**食物繊維は、糖質や脂質の吸収をゆるやかにします。そのため、余分な糖は体内に吸収されずに、体の外に排出されます。**また、体内でコレステロールから作られる胆汁酸の排泄も促すため、血中のコレステロール値を下げるはたらきも持ちます。

さらに食物繊維は、腸内の善玉菌を増やして腸内環境を整えるはたらきもあります。腸の健康は全身の健康にもつながるため積極的に摂りましょう。

食物繊維は穀物や海藻類、野菜に多く含まれていますが、最近はグアー豆から精製された「グアーガム」が食物繊維豊富でお通じにもよい機能性食品として注目されています。

医師の金言

最強栄養5

炎症を抑えるすごい油「オメガ3」

脂質は血管を保護し炎症物質の侵入を防ぐ

炎症は動脈硬化を進め、血管を硬く、もろくします。血管老化の大敵ともいえる炎症を抑える最強の食材が「よい油（脂質）」です。

血管内皮細胞の表面は脂質でできています。脂質は、血管を覆う膜を作り、炎症物質が血管壁内へ侵入するのを防ぐことで、血管の炎症を防いでいます。

また、脂質は体のエネルギー源であり、ホルモンや細胞膜の材料となったり、脂溶性ビタミン※の吸収を促したりと生きるために欠かせない栄養素でもあります。

オメガ3系の脂質を積極的に摂取しよう

脂質を摂るときのポイントは、よい油といわれる**「不飽和脂肪酸」を摂ること**です。

脂質は飽和脂肪酸と不飽和脂肪酸に分類されます。飽和脂肪酸は常温でかたまる油で、肉やチーズ、生クリーム、卵黄など、動物性のものに多く含まれます。

不飽和脂肪酸は常温ではかたまらない油で、いわしやさばなどの青魚、オリーブ油、なたね油、くるみ油など、魚の脂や植物油に多く含まれます。

飽和脂肪酸は、摂りすぎると中性脂肪や悪玉（ＬＤ

※水に溶けず、油に溶けやすい性質を持つビタミン。

油は不飽和脂肪酸（オメガ3・9系）を摂ろう

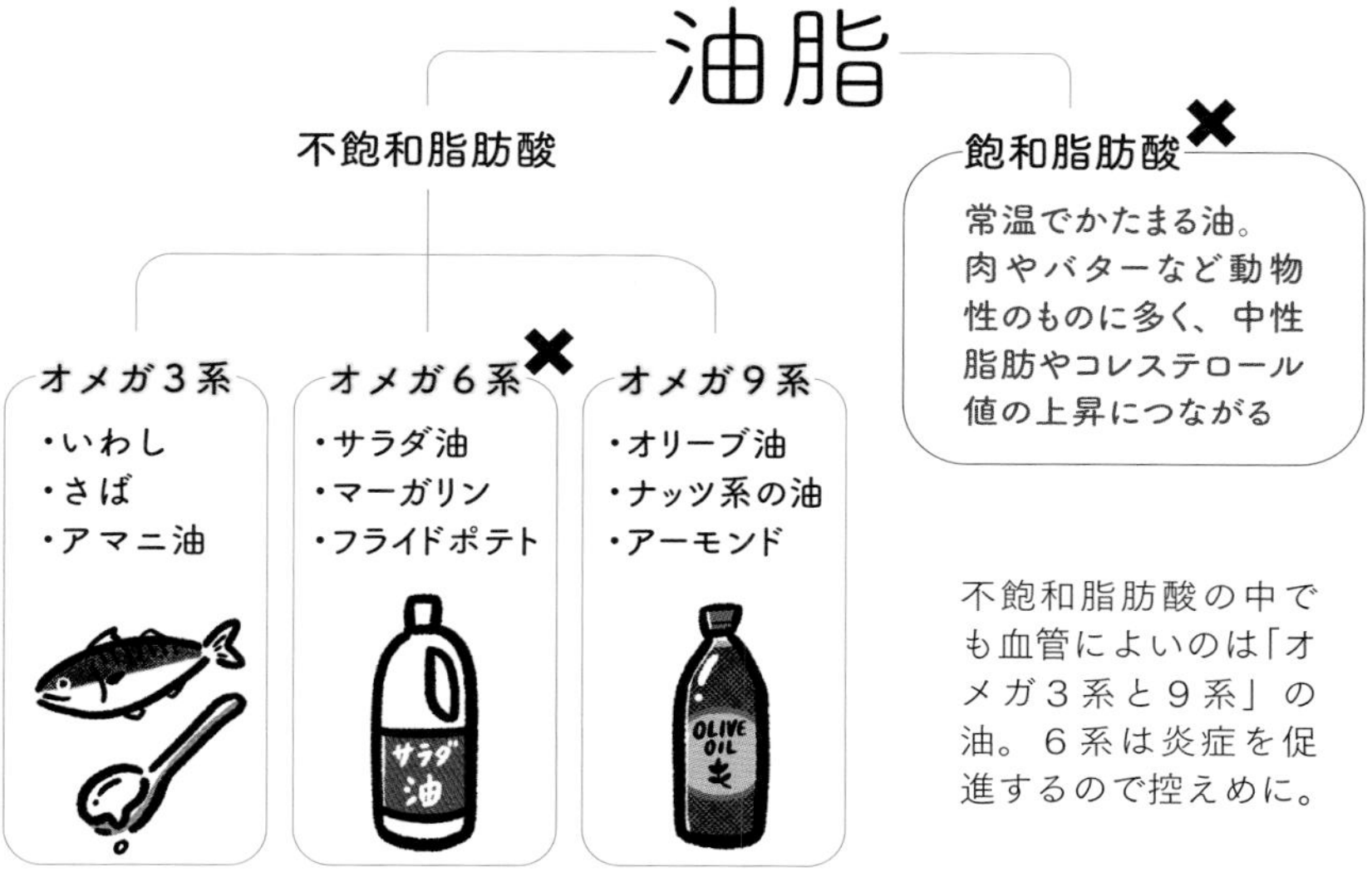
油脂
不飽和脂肪酸
飽和脂肪酸 ✖
常温でかたまる油。肉やバターなど動物性のものに多く、中性脂肪やコレステロール値の上昇につながる
オメガ3系
・いわし
・さば
・アマニ油
オメガ6系 ✖
・サラダ油
・マーガリン
・フライドポテト
サラダ油
オメガ9系
・オリーブ油
・ナッツ系の油
・アーモンド
OLIVE OIL

不飽和脂肪酸の中でも血管によいのは「オメガ3系と9系」の油。6系は炎症を促進するので控えめに。

L）コレステロール値の上昇につながりますが、不飽和脂肪酸はそれらを下げ、血液をさらさらにしてくれます。また、不飽和脂肪酸は、オメガ3系、6系、9系に分かれ、摂りたいのは3系と9系です。

オメガ3系にあたるのは、青魚に含まれるEPA・DHAやα-リノレン酸で、抗炎症作用を持ちます。

オメガ9系にあたるのは、オリーブ油などに含まれるオレイン酸で、悪玉コレステロールの増加を抑えます。

オメガ6系にあたるのは、加工食品に多く含まれるリノール酸やγ-リノレン、アラキドン酸。γ-リノレン酸には抗炎症作用がありますが、アラキドン酸は炎症を促進してしまいます。そのため、3系と9系を多く摂り、6系は控えめにするのがコツです。

サラダ油やマーガリン、市販の揚げ物やフライドポテトなどは、オメガ6を多く含むので、たくさん食べないようにしましょう。

医師の金言

最強栄養6 血管デトックスを助ける！「カルシウム＆マグネシウム」

高血圧や動脈硬化の原因にカルシウム不足が

カルシウムは骨や歯を作ります。不足すると骨の密度が低下して、骨がスカスカになることもあります。血管とはあまり関係なさそうな栄養素ですが、実は、不足すると高血圧や動脈硬化を引き起こします。

老化して硬くなった血管は、内部にゴミがこびりついています。**ゴミの多くはなんと、「血液に溶け出したカルシウム」**。「不足しているのに、どうして血液に溶け出すの？」と思ったのではないでしょうか。これは「**カルシウムパラドックス」と呼ばれる現象**です。

骨から血液中に溶け出してしまうカルシウムを補おうと

体内のカルシウムが不足すると、骨から血液中にカルシウムが流れ出すという、信じられないような現象が起こります。これは、**体がカルシウムの濃度を一定に保とうとするためです。**

血液中で増えすぎたカルシウムは血管にくっつきます（異所性石灰化といいます）。その結果、血管を硬く、狭くしてしまうのです。カルシウムが骨から溶け出すのを防ぐためには、食事でカルシウム不足を補う必要があります。

カルシウムが不足すると血管が硬くなる

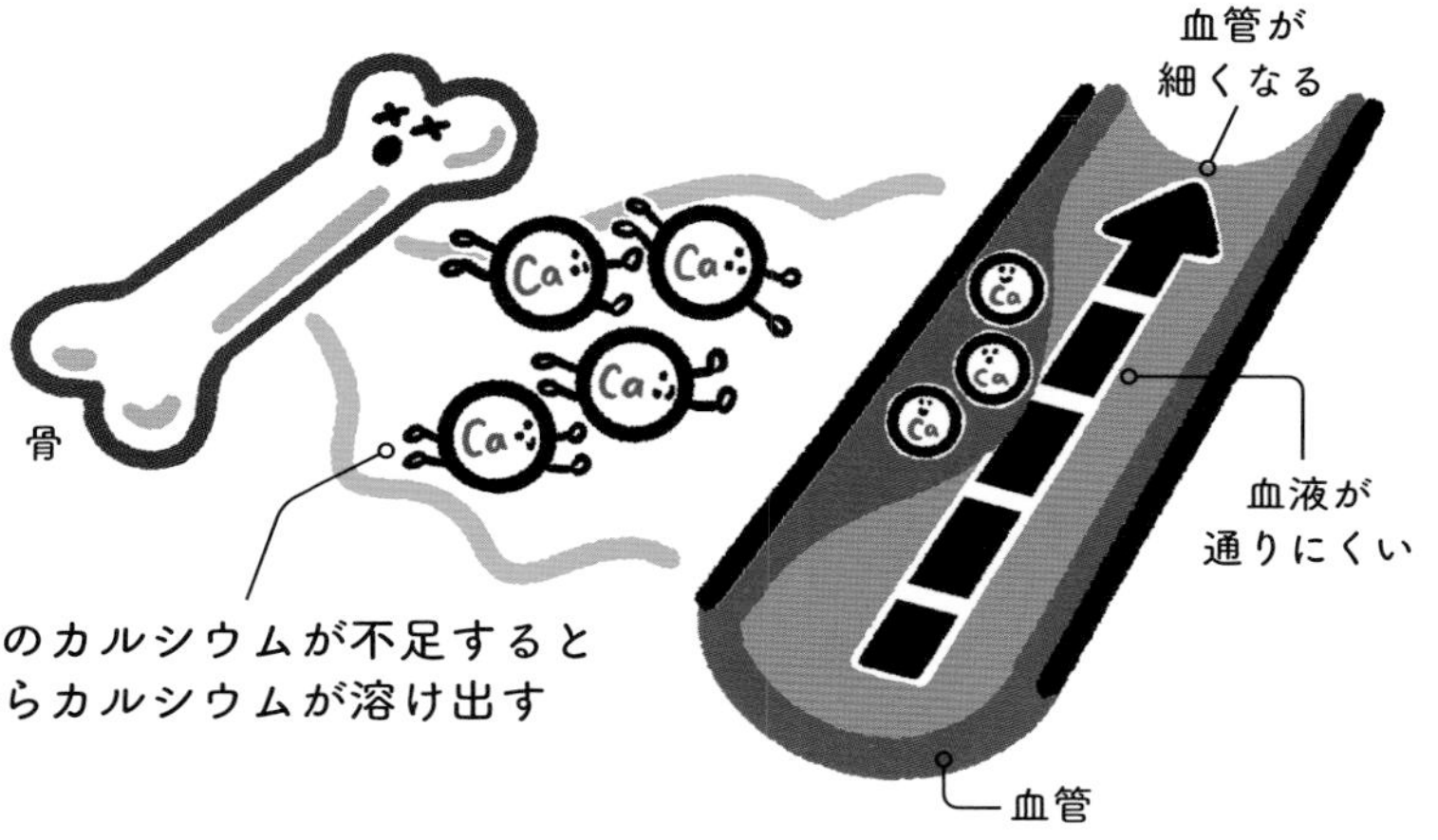
血管が
細くなる
骨
血液が
通りにくい
体内のカルシウムが不足すると
骨からカルシウムが溶け出す
血管

カルシウムが不足すると、骨から溶け出したカルシウムで血中のカルシウム濃度が高くなり、血管が硬くなる。この現象をカルシウムパラドックスという。

カルシウム吸収を助けるミネラル

カルシウムは、**ミネラルやビタミンとともに摂ると、吸収率や定着率が高まります。**

たとえばマグネシウムは、非常に強い血管拡張作用があることに加え、カルシウムを的確にはたらかせることから、「カルシウムのブラザーミネラル」とも呼ばれています。また、ビタミンDはカルシウムの腸からの吸収を高めてくれます。

成人1人あたりに必要なカルシウムの目標量は600～800mg/日です。ところが、日本人の平均摂取量は、505mg/日（令和元年国民健康・栄養調査）と不足気味。日本人は慢性的にカルシウム不足であり、特に女性は骨粗しょう症などのリスクもあるため、毎日積極的に摂りましょう。

医師の金言

最強栄養7 すべての血管不調に効く！「タウリン」

強い解毒効果や血圧の正常化抗酸化作用がある

タウリンはアミノ酸の一種で、イカやタコ、貝類、魚類の心臓・脾臓・血合の部分に多く含まれます。

肝臓の解毒能力を高め、胆汁を作って血液中の中性脂肪やＬＤＬ（悪玉）コレステロールを下げたり、血圧を下げて適正に保つはたらきが期待されています。

また、インスリンの分泌も促すため、糖尿病の予防に役立つほか、強い抗酸化作用もあります。

このように、タウリンは生活習慣病の強い味方なのです。

牡蠣、ホタテ、あさりがタウリン含有量ベスト3

タウリンは体内でも合成され、心臓・肺・肝臓・脳・骨髄など、体中のいたるところに存在しています。特に筋肉に多く含まれます。

しかし、含まれるといってもその量は微量。食べ物やサプリメントで摂取する必要があります。

タウリンを含む食材のナンバーワンは牡蠣といわれています。そのほか、ホタテ、あさり、タコ、イカなどもおすすめの食材です。

肝臓から血管を元気に！

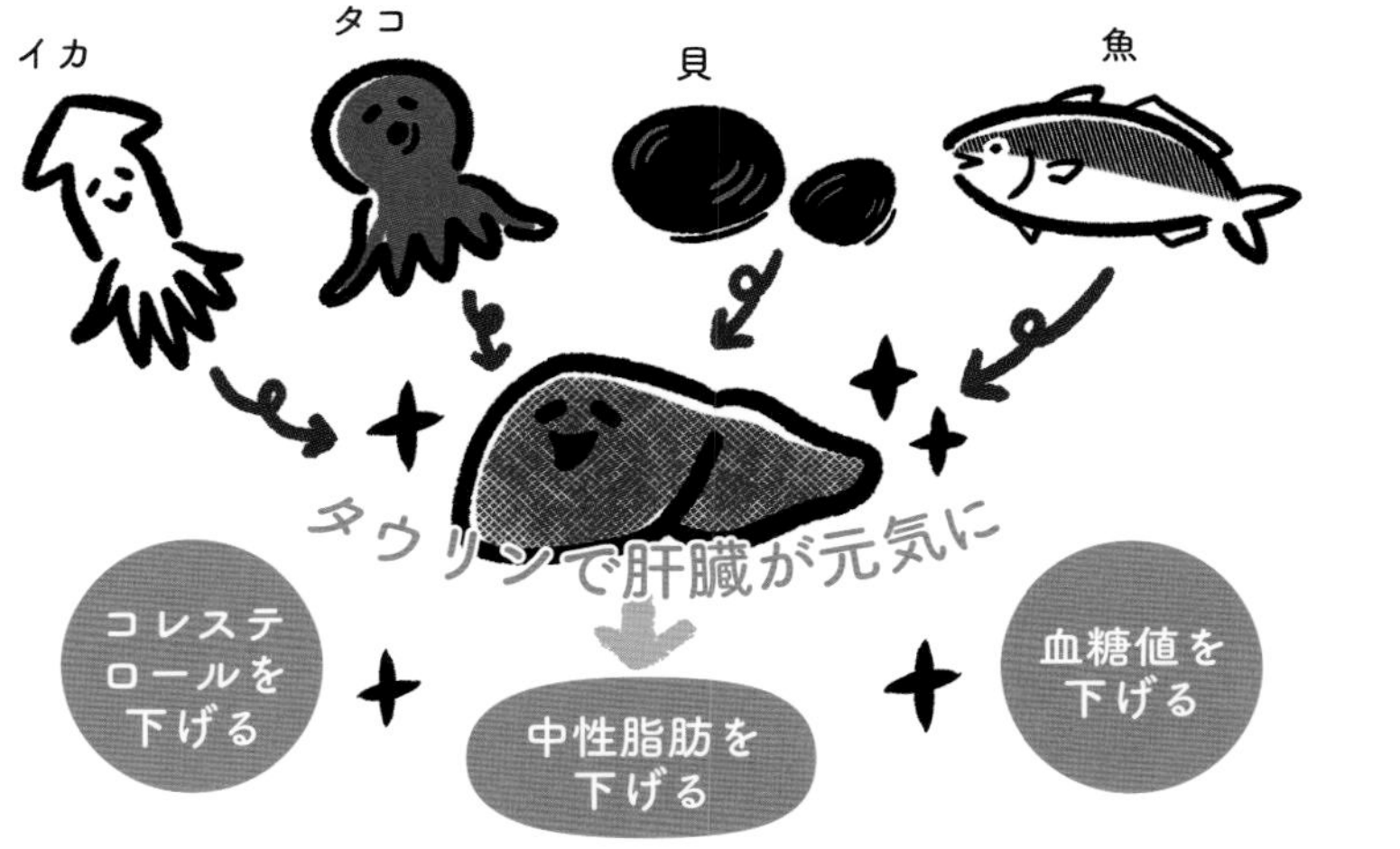
イカ
タコ
貝
魚
タウリンで肝臓が元気に
コレステロールを下げる
中性脂肪を下げる
血糖値を下げる

タウリンは肝臓に作用して、コレステロールや中性脂肪を下げたり、血糖値を下げたりするはたらきを持つ。

食べすぎても毒ではないが体外に排出されてしまう

タウリンは水に溶けやすい性質のため、食べ物から摂るときは、**鍋物や汁物にして汁ごと食べるのが効果的**。鍋のあとの雑炊もおすすめです。

蒸したり焼いたりしてもよいですが、スープも一緒に食べられるよう調理すれば栄養を逃がしません。刺身にして生で食べてもよいでしょう。

タウリンの1日の摂取量の目安は300㎎といわれています。たくさん摂っても副作用の心配は特にありませんが、残念なことに尿と一緒に排出されてしまいます。

一度にたくさん摂るよりは、毎日の生活で少しずつ、ほかの栄養素とともにバランスよく食べるのがよいでしょう。

血管がよみがえる!
最強食材

【ブロッコリー】

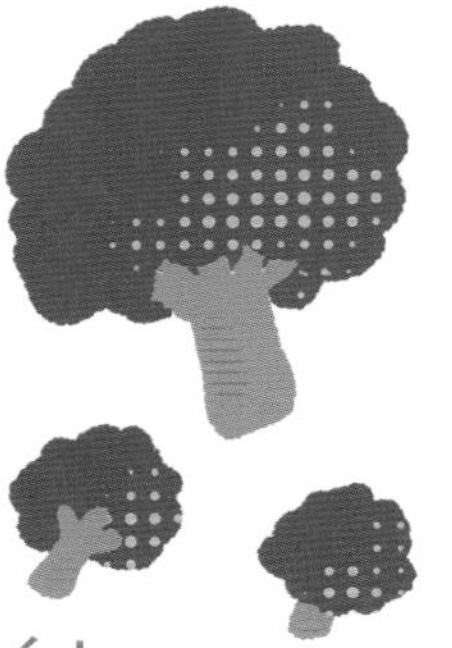

血管老化防止にダントツの効果

余分な塩分（ナトリウム）を排出し血圧を下げる効果のあるカリウム、免疫機能を高めるビタミンC、骨を丈夫にしたり、止血に効果のあるビタミンK、皮膚を健康にするβカロテン、抗酸化作用のあるスルフォラファンを含んでいます。食物繊維も豊富です。

血管のココに効く！
・血圧を下げる
・抗酸化

こんな健康効果も
・免疫力を高める
・骨を丈夫にする
・美白

【リンゴ】

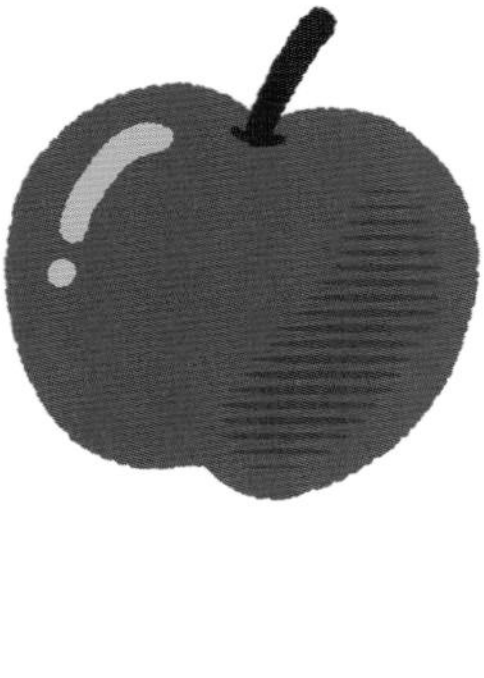

ペクチンが血管を健康に

リンゴに含まれる食物繊維のペクチンは、脂質や糖質の吸収を抑えるはたらきがあり、血液中の悪玉コレステロールを減らしたり、血糖の急激な上昇を抑えたりします。また、カリウムは塩分の排出を促し血圧を下げます。抗酸化力のあるポリフェノールも豊富です。

血管のココに効く！
・悪玉コレステロール値を下げる
・血糖値を下げる

こんな健康効果も
・便秘解消
・整腸作用

【トマト】

強い抗酸化作用を持つ

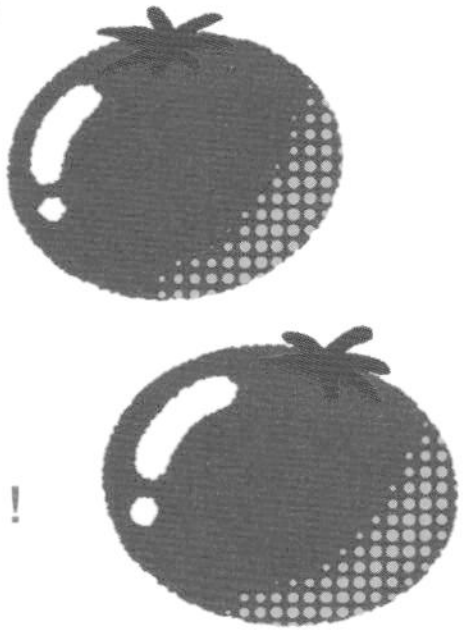

ビタミンC、E、β カロテン、カリウムが含まれます。リコピンにはビタミンEの約100倍の抗酸化力が。加熱して油と一緒に食べるとより効率的にリコピンを摂取できます。カリウムは血圧を下げます。

血管のココに効く！
- 抗酸化
- 血圧を下げる

こんな健康効果も
- 美肌
- むくみの解消

【たまねぎ】

血液をさらさらに

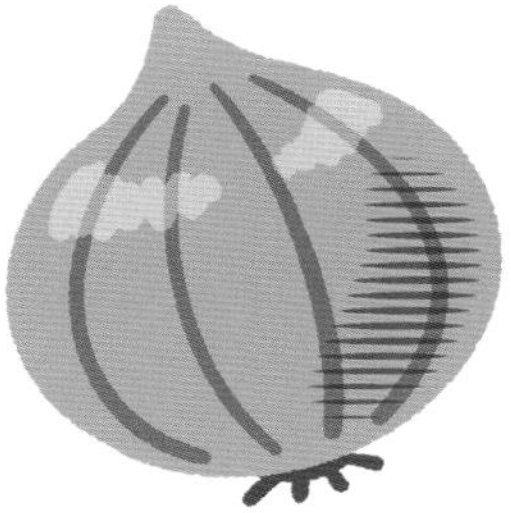

硫化アリル、ケルセチン、カリウム、食物繊維を含みます。硫化アリルはアリシンに変化し、血液をさらさらにして血栓を予防。ケルセチンには抗炎症、抗酸化、動脈硬化予防の作用があります。

血管のココに効く！
- 血液さらさら
- 抗炎症
- 動脈硬化予防
- 血栓予防
- 抗酸化

【さば&さけ】

血管を若々しく

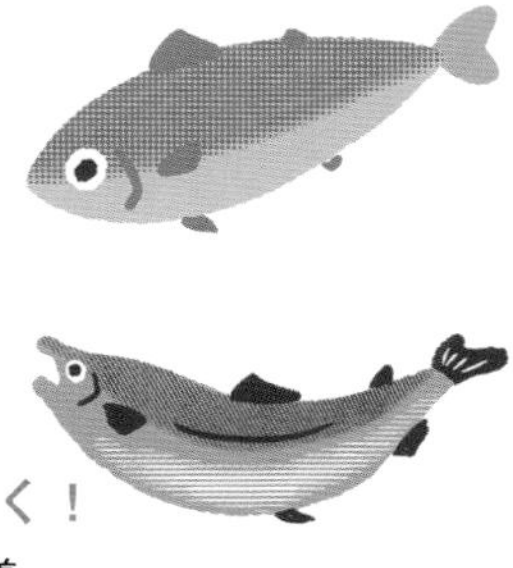

オメガ3系のDHA、EPAが豊富。さけは抗老化効果の高いアスタキサンチン、骨を強くするビタミンDが豊富。さばはビタミンB群が多く疲労回復に。タウリンはコレステロール値を下げます。

血管のココに効く！
- 骨粗しょう症改善
- 悪玉コレステロール値を下げる

こんな健康効果も
- 抗老化
- 疲労回復

【アボカド】

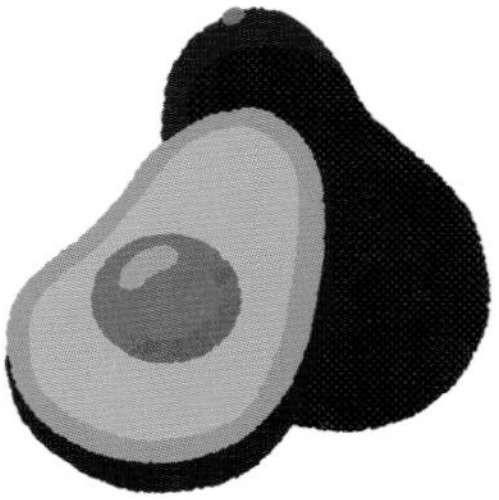

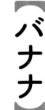

血管をしなやかに

活性酸素の増加を抑え、血管を拡張し血行をよくするビタミンEが豊富。細胞の新陳代謝をよくし、赤血球の生産に関わる葉酸も。オレイン酸も豊富で悪玉コレステロールを作りにくくしてくれます。

血管のココに効く！

・血行改善
・血圧を下げる
・悪玉コレステロール排除

こんな健康効果も

・冷え性、肩こり改善
・便秘解消
・腸内環境改善

【ビーツ】

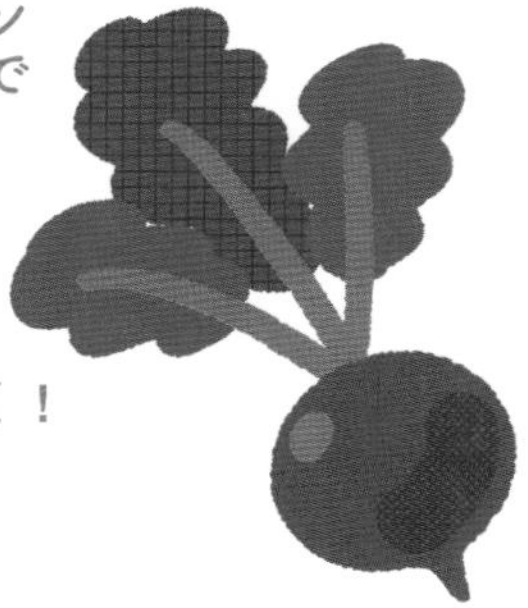

ベタインで抗酸化

トマトの2倍のカリウムを含み、高血圧予防に効果があります。ベタインというアミノ酸を含み、肝機能をよくするはたらきがあります。葉酸が多く食物繊維も含まれます。

血管のココに効く！

・血圧を下げる
・抗酸化

こんな健康効果も

・肝機能強化
・美肌

【バナナ】

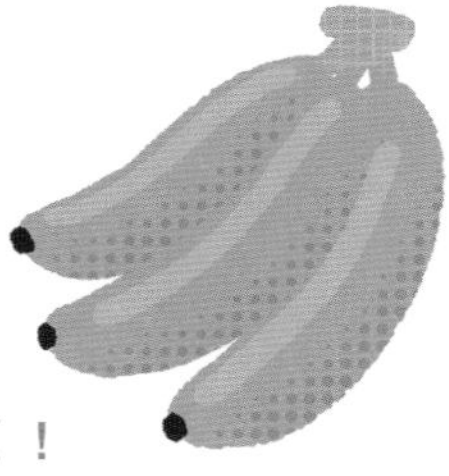

手軽に栄養補給

食物繊維、カリウム、ポリフェノール、ビタミンB6やナイアシンが含まれます。便通をよくし、利尿作用も。血糖値の上昇がゆるやかなので高血圧や動脈硬化などの生活習慣病予防にも効果的。

血管のココに効く！

・高血圧予防
・動脈硬化予防
・抗酸化

こんな健康効果も

・便秘解消
・むくみの解消
・骨粗しょう症改善

【にんじん】

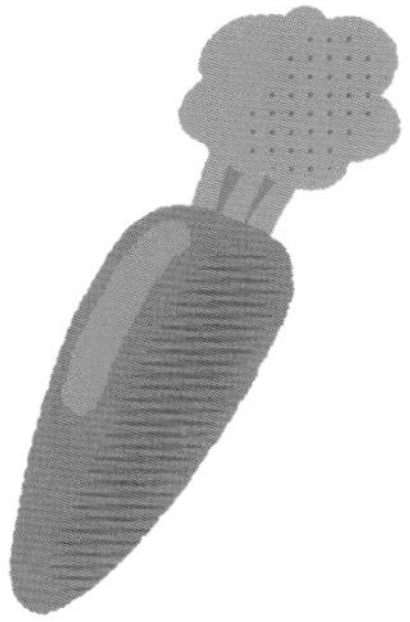

皮ごと食べて健康に

βカロテン、カリウム、食物繊維が豊富。葉にはビタミンKや葉酸も。抗酸化作用があり、がんや動脈硬化、心筋梗塞や脳卒中を防ぎます。βカロテンが集中している皮ごと食べるのがおすすめ。

血管のココに効く!
- 抗酸化
- 動脈硬化予防
- 血圧を下げる

こんな健康効果も
- 免疫力を高める
- 目の機能強化
- 便秘解消

【ゴーヤ】

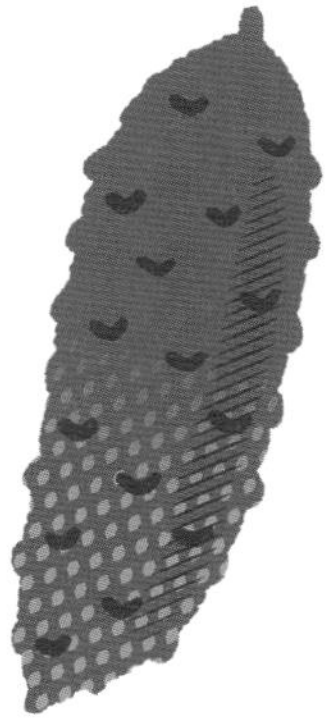

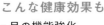

血糖値を下げる

カリウム、ビタミンCを豊富に含みます。苦み成分であるモモルディシンは、胃腸の粘膜を保護し、血糖値を下げる効果があります。食物繊維も豊富で血中コレステロールを下げてくれます。

血管のココに効く!
- 血糖値を下げる
- 悪玉コレステロール値を下げる

こんな健康効果も
- 胃腸粘膜保護
- 夏バテ回復
- 食欲増進

【ほうれん草】

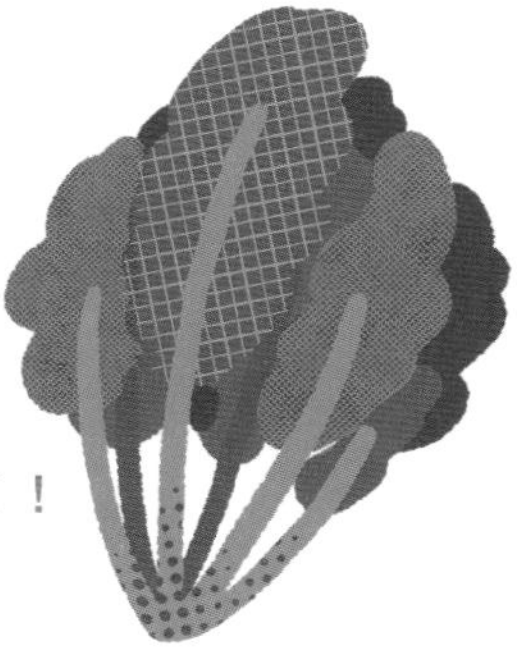

貧血に効く

βカロテン、葉酸、ビタミンKが豊富です。根元の赤いところには骨を作るマンガンが含まれています。鉄も多く、動物性タンパク質と一緒に食べることで吸収されやすくなります。

血管のココに効く!
- 貧血予防
- 血圧を下げる
- 動脈硬化予防

こんな健康効果も
- 目の機能強化
- 免疫力を高める
- 美肌

【シナモン】

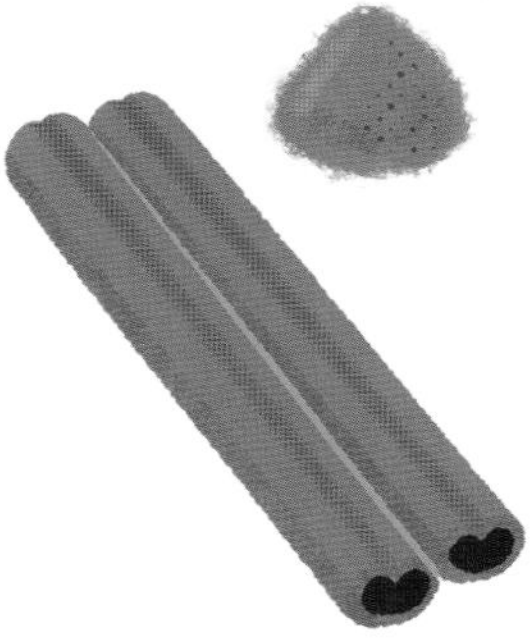

毛細血管を修復

ポリフェノールの一種、プロアントシアニジンを含み、強い抗酸化作用があります。また、抗炎症、悪玉コレステロールの低下、血糖値を下げる効果が期待されています。シンナティックアルデヒドという成分が毛細血管を修復し、体を温め、血行をよくして冷え性や肩こりを改善してくれます。

血管のココに効く！

- 抗酸化
- 抗炎症
- 血糖値を下げる

こんな健康効果も

- 冷え性、肩こり改善

【ターメリック】

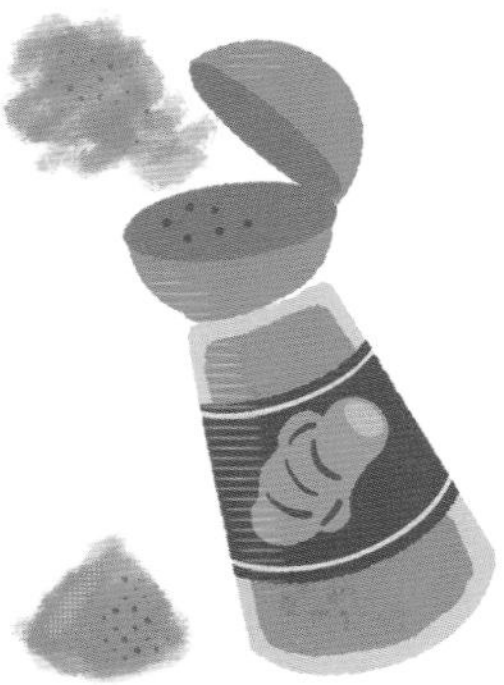

脳の健康にも効果

別名ウコン。強い抗酸化、抗炎症作用があるクルクミンというポリフェノールを含み、体や血管の老化を防いでくれます。糖尿病や心臓疾患のリスクも低下させます。また、認知症の発症を抑える効果や、がん予防、うつ病、歯周病予防にも効果があることがわかっています。

血管のココに効く！

- 抗酸化
- 抗炎症
- 心臓疾患予防

こんな健康効果も

- 糖尿病予防
- 認知症予防
- がん予防

【ショウガ】

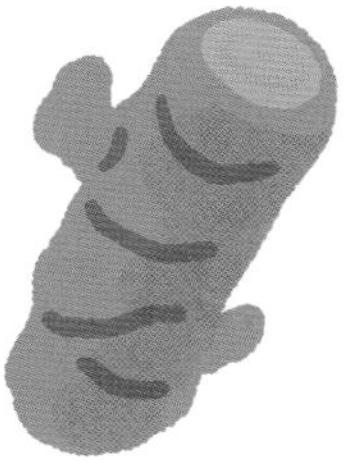

体を温め食欲増進

ショウガに含まれるショウガオール、ジンゲロールには発汗・血行促進作用があり、体を温め、食欲・消化促進効果も。抗酸化・抗炎症作用がある天然成分も豊富です。

血管のココに効く！

- 血行改善
- 抗酸化
- 抗炎症

こんな健康効果も

- 食欲、消化促進
- 冷え性改善
- 発汗作用

【ニンニク】

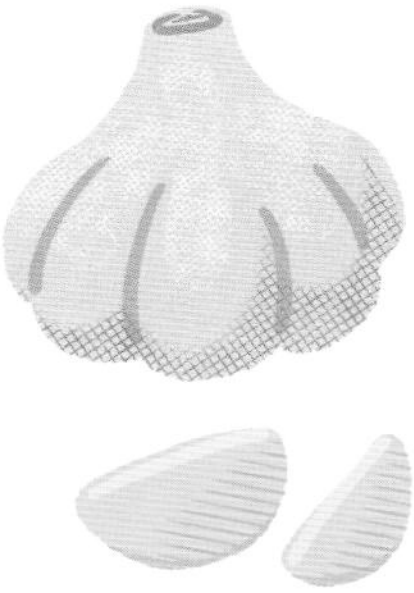

血管の病気に効果的

硫化アリルの1つ「アリシン」が含まれ、血流と冷えの改善、ビタミンB1のはたらきのサポート、エネルギー代謝を円滑にし疲労回復を促します。また、カリウムや、ビタミンB6も含まれます。

血管のココに効く！

- 血液さらさら
- 血行改善
- 動脈硬化予防

こんな健康効果も

- 疲労回復
- 免疫力を高める
- 冷え性改善

【EXオリーブ油】

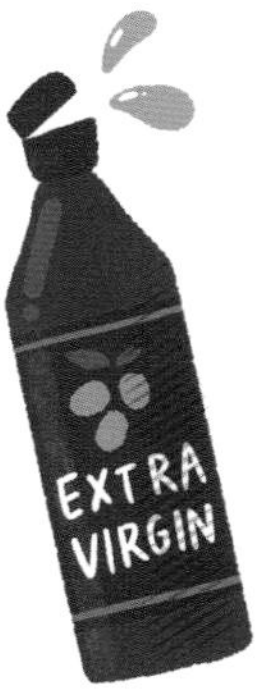

心疾患を予防

オリーブ油の主成分は、不飽和脂肪酸の仲間のオレイン酸でオメガ9系の油。抗酸化作用があるビタミンEも含まれます。虚血性心疾患を予防する効果やコレステロール値をコントロールする効果も。

血管のココに効く！

- 抗酸化
- 心臓疾患予防
- 動脈硬化予防

こんな健康効果も

- 美肌
- 腸内環境改善

【ひまわり・かぼちゃ・アマニ】

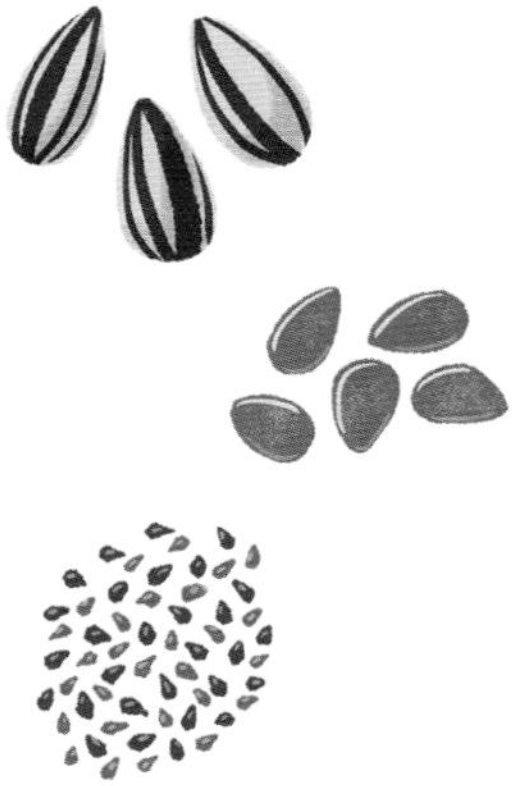

捨てずに食べたい栄養源

ひまわりの種には、抗酸化作用があり血行をよくするビタミンE、中性脂肪値や悪玉コレステロール値を下げるリノール酸が含まれています。かぼちゃの種には、リノール酸とαリノレン酸が含まれています。アマニの種はαリノレン酸を含み、血液をさらさらにしてくれます。

血管のココに効く！

- 抗酸化
- 血行改善
- 悪玉コレステロール値を下げる

こんな健康効果も

- 美肌
- 細胞膜を作る
- 抗老化

【マカダミアナッツ・アーモンド】

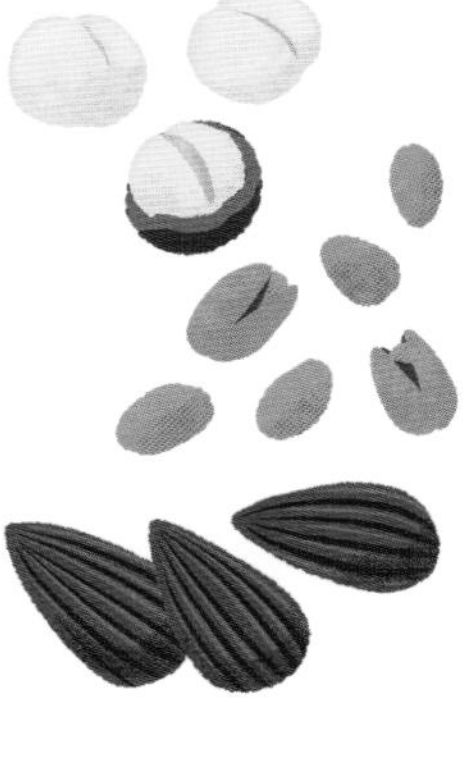

少量で高い栄養効果

マカダミアナッツはコレステロール値を下げるオレイン酸や、インスリンのはたらきを促して糖尿病を予防するパルミトレイン酸を含みます。ピスタチオ、アーモンドは、疲労回復に役立つビタミンB2、抗酸化作用や美肌効果のあるビタミンEを多く含んでいます。

血管のココに効く！

- 悪玉コレステロール値を下げる
- 抗酸化

こんな健康効果も

- 糖尿病予防
- 疲労回復
- 美肌

【ベリー類】

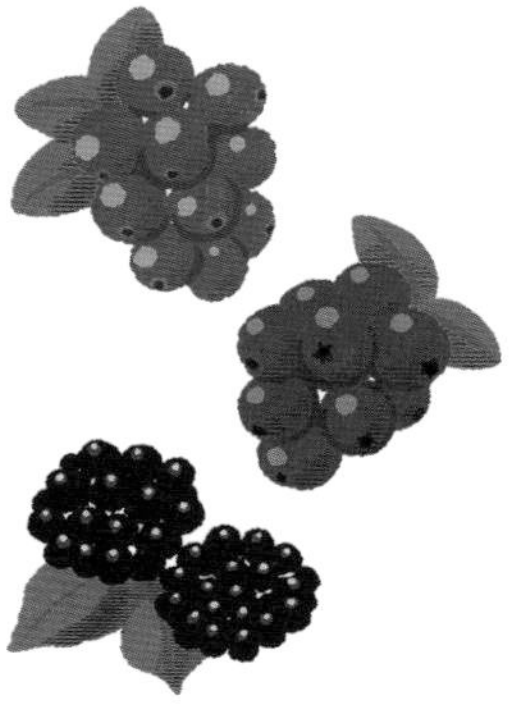

強力な抗酸化作用がある

ブルーベリー、クランベリー、ブラックベリーなどのベリー類にはポリフェノールの一種であるアントシアニンが豊富に含まれています。

強い抗酸化作用によって生活習慣病を予防したり、がん細胞の増殖を抑制する効果が期待されます。

こんな健康効果も

- 生活習慣病予防
- がん予防

血管のココに効く！

- 抗酸化
- 抗炎症
- 血糖値を下げる

【豆類】

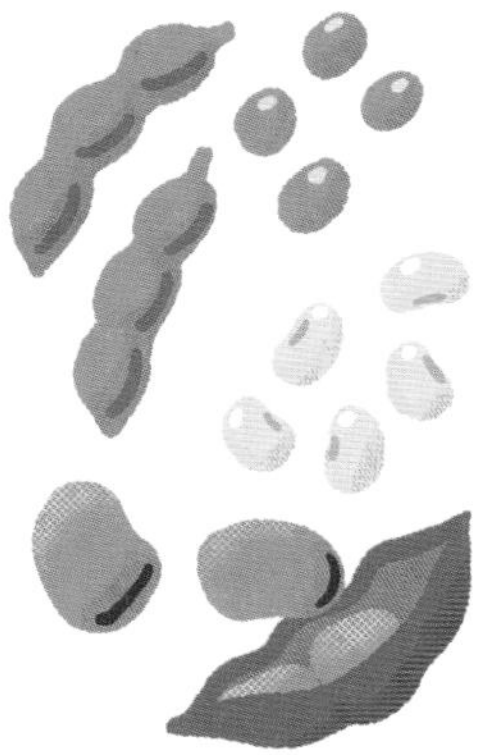

完璧な栄養バランス

豆は炭水化物、タンパク質、ビタミン、ミネラルなどの栄養素をバランスよく含んでいます。また食物繊維やポリフェノールも豊富な健康食品です。ビタミンB群は、エネルギーの産生を助け、美肌を作ります。動脈硬化の改善にも効果的で、カルシウムも豊富に含みます。

こんな健康効果も

- エネルギーを生み出す
- 美肌
- 抗老化

血管のココに効く！

- 歯や骨を作る
- 動脈硬化予防
- 血液を作る

column 2

肉を食べるなら赤身肉を選ぼう

食肉は健康長寿によいのか悪いのか。よく議論されるところですが、実際にはどうなのでしょうか。

肉などの動物性タンパク質は、筋肉や血液を作り、骨を強くし、ホルモンバランスを整えます。血管をしなやかにするはたらきもあり、体の成長や健康には欠かせない栄養素です。日本人の寿命が延びたのは、戦後、肉食が増えたからという説もあります。

もちろん植物性タンパク質も同様のはたらきをしますが、タンパク質が分解されてできるアミノ酸の組成を見ると、動物性の肉のほうが人間の体と似ているため、筋肉や血液を効率的に作りやすいのです。

ただし、食べすぎは大腸がんのリスクを高めます。肉は1日80グラム程度に抑えましょう。また、肉の脂質は、飽和脂肪酸を多く含み、摂りすぎると中性脂肪や血中のコレステロールが増加し、動脈硬化や心筋梗塞、脳梗塞などのリスクを高めます。肉を食べるなら、脂身の少ない赤身を食べましょう。

牛肉は、食べているエサにも注目しましょう。穀物を食べている牛よりも、牧草を食べている牛（グラスフェッドビーフ）のほうが、栄養価が高いです。牧草には血をさらさらにするオメガ3脂肪酸が多く、牧草牛にも多くのオメガ3脂肪酸が含まれています。そして、穀物牛よりも脂質が少なくヘルシーです。

第3章

気になる症状を改善！強血管レシピ

血管によい栄養素をたっぷり含む食材を使ったレシピを紹介します。弱った血管を元気にする、低脂質・減塩・低糖質レシピです。

医師の金言

食事はプロテインファーストで血糖値をコントロールしよう

タンパク質、野菜、炭水化物の順で食べるのがコツ

血管を強くするために意識したい食べ方のコツがあります。それは**タンパク質、野菜、炭水化物の順で食べる「プロテインファースト」という食べ方です**。

炭水化物には糖質が含まれます。糖質は体内で分解されてグルコースという糖になり、血液中に取り込まれます。この「血液中のグルコース濃度」を血糖値といいます。炭水化物から食べると、糖が急激に血液中に取り込まれるため、血糖値の急上昇が起こります。

血糖値の急上昇は血管老化の大敵です。

低糖質食材は血糖値の上昇をゆるやかにする

一方、魚や肉、野菜は低糖質食材です。また、野菜や海藻に含まれる食物繊維は糖の吸収を抑えます。

糖質の少ないものから食べると糖の吸収がゆるやかになり、血糖値の急上昇を防ぐことができます。そのため、野菜から食べて炭水化物を最後に食べる「ベジタブルファースト」でもOKです。

ただし、野菜の中でも**じゃがいもなどの「いも類」は糖質を多く含むため、葉野菜などから食べるのがよいでしょう**。

肉は脂質の量で選ぶ

脂質	豚肉	牛肉	鶏肉
多	ばら	サーロイン	もも（皮つき）
↓	ロース	ばら	むね（皮つき）
↓	もも	肩ロース	もも（皮なし）
↓	ヒレ	もも	むね（皮なし）
少			ささみ

赤身は牛肉だけでなく、豚肉のことも指す。赤い身が多いものを選び、脂身が多いものは避けるとよい。

同じ肉でも 脂身の少ない部位を食べよう

「タンパク質から食べて」というと、肉をたくさん食べようとする人もいるかもしれません。ですが、肉を食べるときは「脂質の量」に注意が必要です。

肉が低糖質であることは間違いありません。ですが選び方を間違えると脂質（脂身）を多く摂ることになります。脂質の摂りすぎは、血液中の中性脂肪やコレステロール量の増加につながり、動脈硬化を引き起こす可能性があります。ではどんな肉を選べばいいのでしょうか。**もっとも簡単なのは、赤身の多い部位を選ぶこと**。これは牛肉だけでなく豚肉にもいえます。鶏肉の場合は、むね肉やささみを選び、皮や脂肪を食べないことがポイントです。では次ページから、健康な血管を作るレシピを紹介していきます。

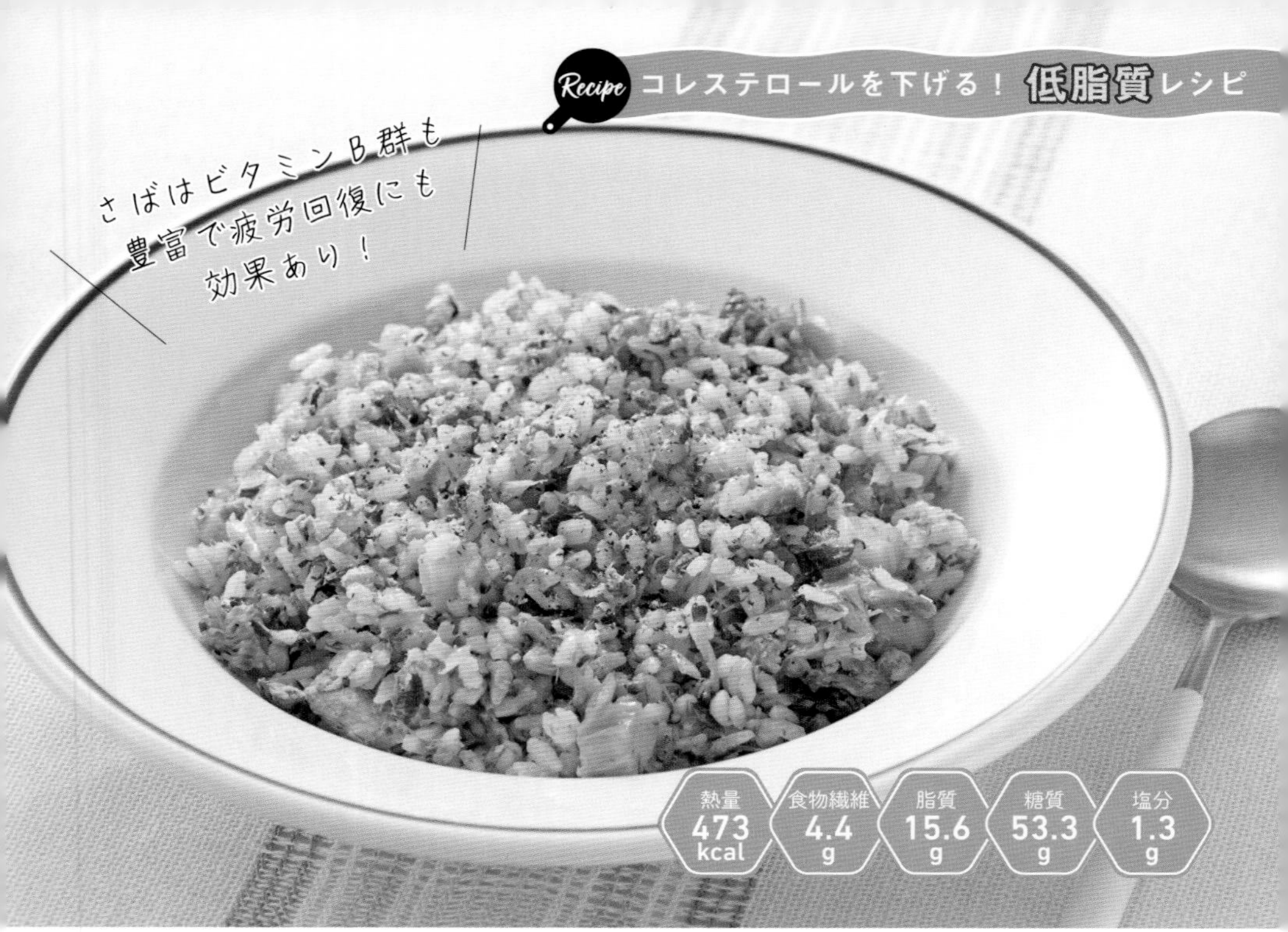
さばはビタミンB群も
豊富で疲労回復にも
効果あり！
熱量 473 kcal
食物繊維 4.4 g
脂質 15.6 g
糖質 53.3 g
塩分 1.3 g

さば缶とブロッコリーのピラフ

材料 2人分

もち麦入りごはん…300g
さば缶（水煮）…1缶
（200g、汁を軽くきる）
たまねぎ…1/4個（みじん切り）
ブロッコリー…4房（ゆでて粗く刻む）
オリーブ油…大さじ1
顆粒コンソメ…小さじ1/4
白ワイン…大さじ2
塩、粗びきこしょう…各少々

作り方

1 フライパンにオリーブ油を熱し、たまねぎを透き通るまで炒める。さば缶を加え、ほぐしながら炒める。白ワインを加え、汁気がなくなるまで炒める。

2 1にコンソメを加え、なじませる。もち麦入りごはん、ブロッコリーを加え、パラリと炒めて塩で味を調える。器に盛り、粗びきこしょうをふる。

冷凍OK
1カ月

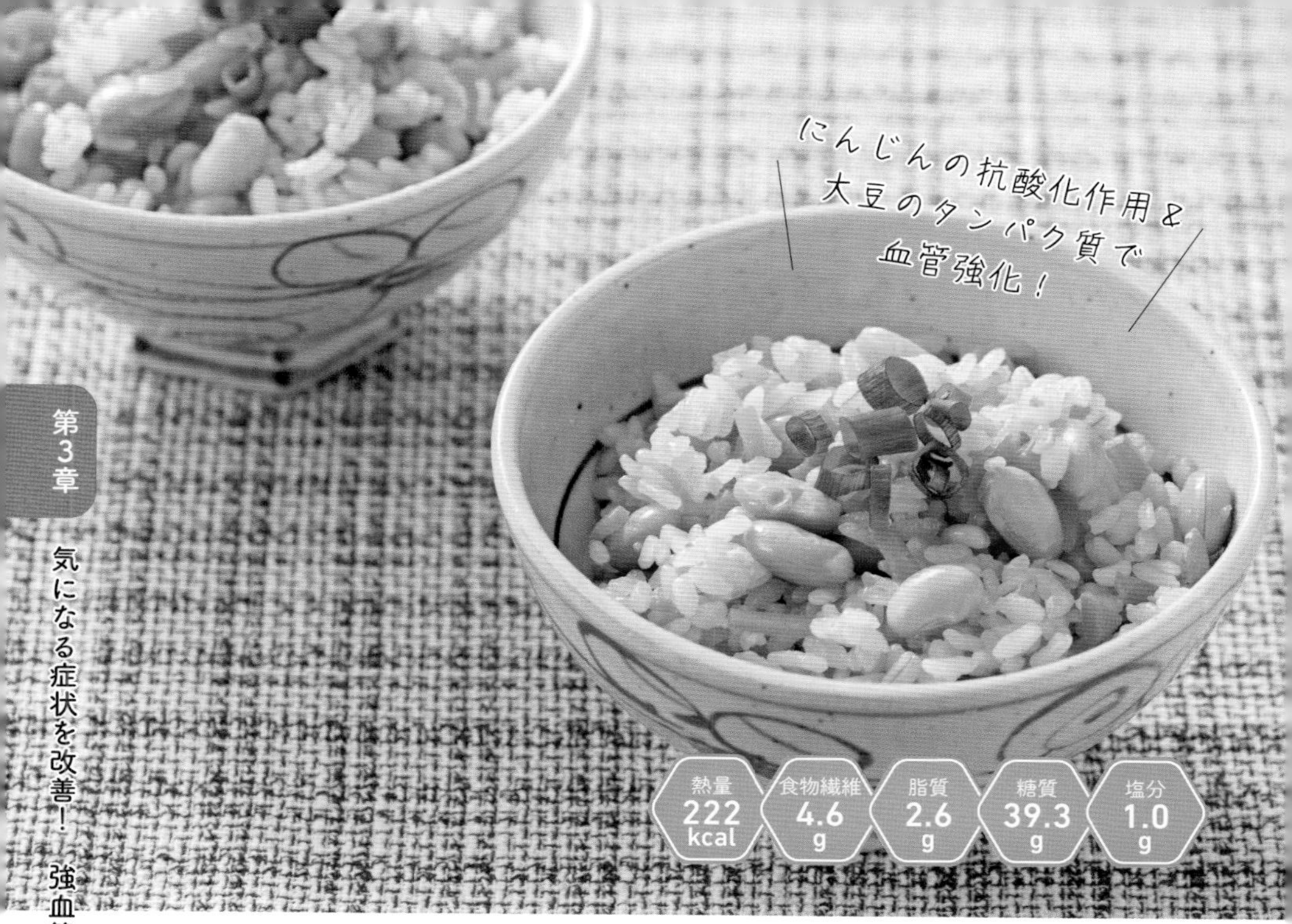
にんじんの抗酸化作用&
大豆のタンパク質で
血管強化！
熱量
222
kcal
食物繊維
4.6
g
脂質
2.6
g
糖質
39.3
g
塩分
1.0
g

にんじんと大豆の炊き込みごはん

材料 3〜4杯分

米…1合（洗ってざるにあげる）
もち麦…1袋（50g = 1/3 合）
蒸し大豆…90g
にんじん…60g（長さ1cmの細切り）
だし汁…1と1/2 カップ
しょうゆ…小さじ2
塩…小さじ1/4
小ねぎの小口切り…適量

作り方

1 炊飯器の内釜に米、もち麦を入れる。だし汁、しょうゆ、塩を加えサッと混ぜる。にんじん、大豆をまんべんなくのせて炊く。

2 炊き上がったら、全体を混ぜて器に盛り、小ねぎをちらす。

冷凍OK
1カ月

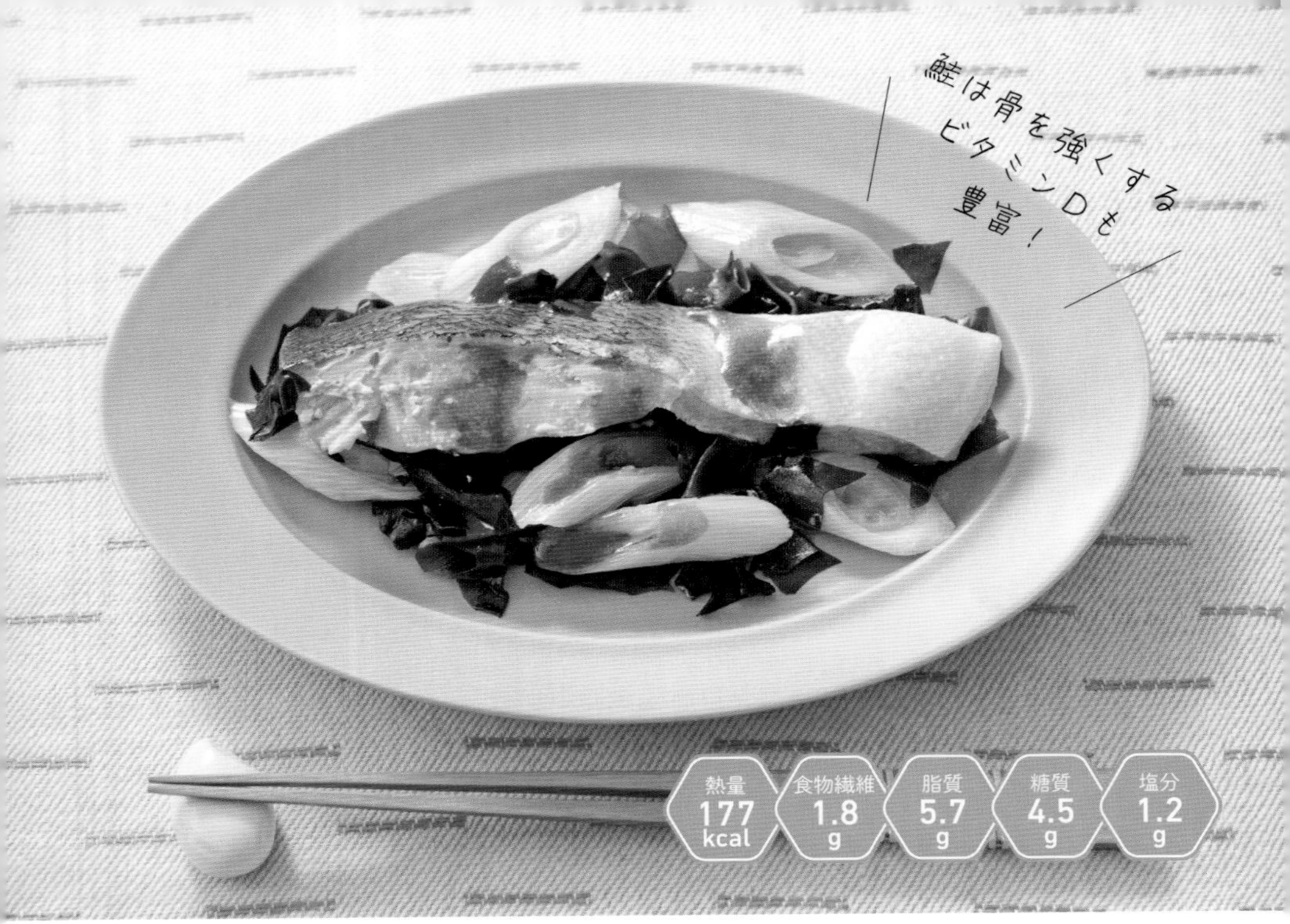
鮭は骨を強くする
ビタミンDも
豊富！
熱量
177
kcal
食物繊維
1.8
g
脂質
5.7
g
糖質
4.5
g
塩分
1.2
g

鮭とわかめ、ねぎの酒蒸し

材料 2人分

生鮭…２切れ
塩蔵わかめ…25 g
（塩を洗って、水に浸けて戻し、ざく切り）
ねぎ…１本（1cm幅の斜め切り）
酒…大さじ１
オイスターソース…小さじ２
ごま油…小さじ１

作り方

1 耐熱皿に、わかめ、ねぎを広げる。鮭をのせ、酒をふってふんわりとラップをして電子レンジで４分加熱する。

2 鮭、ねぎ、わかめを器に盛り、残った蒸し汁とオイスターソース、ごま油を合わせ、かける。

冷凍OK
1カ月

つくりおきOK
冷蔵で２～３日

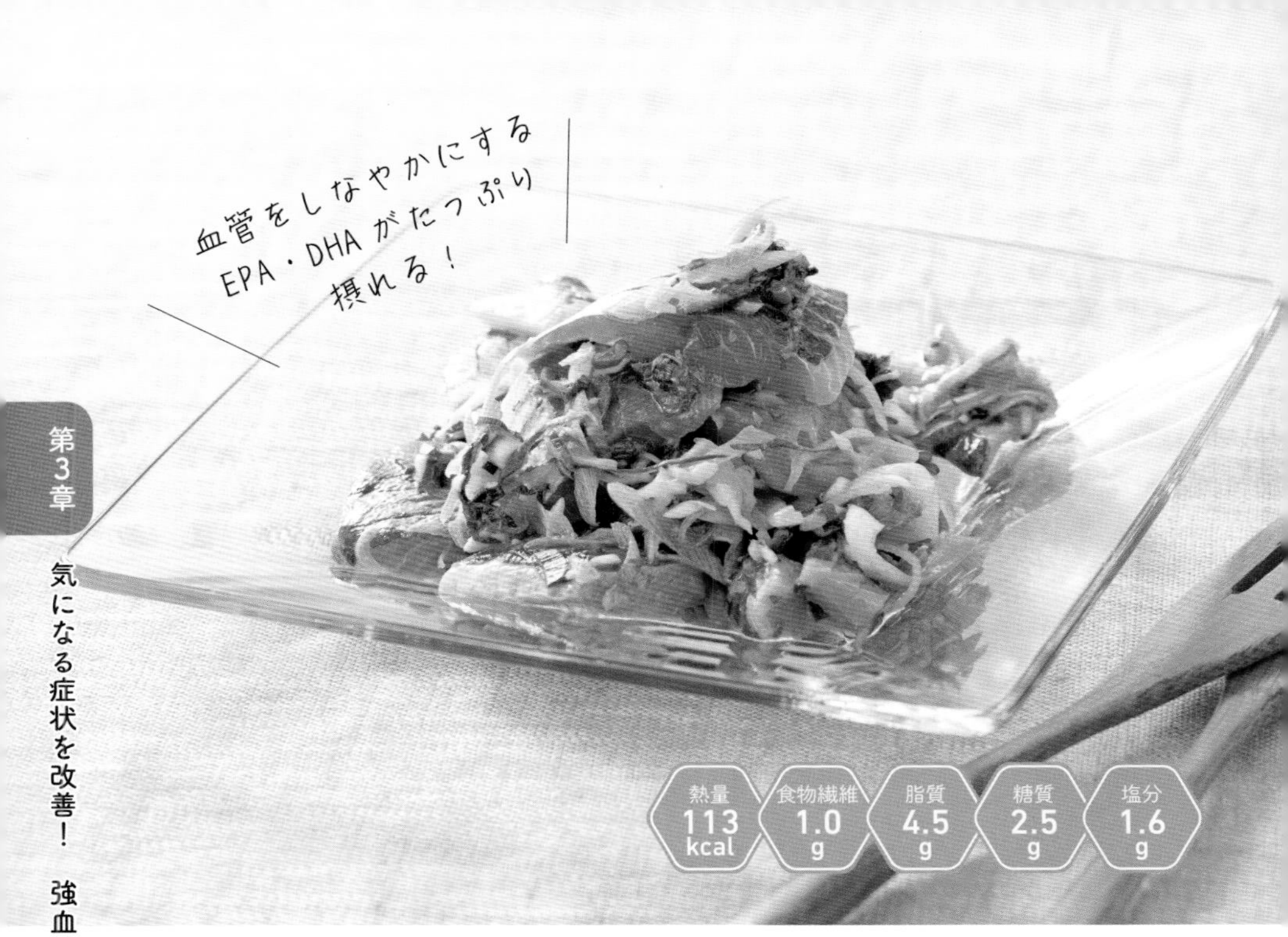
血管をしなやかにする
EPA・DHAがたっぷり
摂れる！
熱量 113 kcal
食物繊維 1.0 g
脂質 4.5 g
糖質 2.5 g
塩分 1.6 g

あじの薬味マリネ

材料 2人分

あじ…2尾
（3枚おろし、2㎜間隔で浅い切れ目を入れ、一口大に切る）
しそ…4枚（千切り）
みょうが…3個（縦半分に切って斜め薄切り）
小ねぎ…2本（小口切り）
ショウガ…小1かけ（千切り）

A
ポン酢しょうゆ…大さじ2
オリーブ油…小さじ1

作り方

1 しそ、みょうが、小ねぎ、ショウガを合わせる。
2 あじを加え、合わせたAを加えて和える。

つくりおきOK
冷蔵で1日

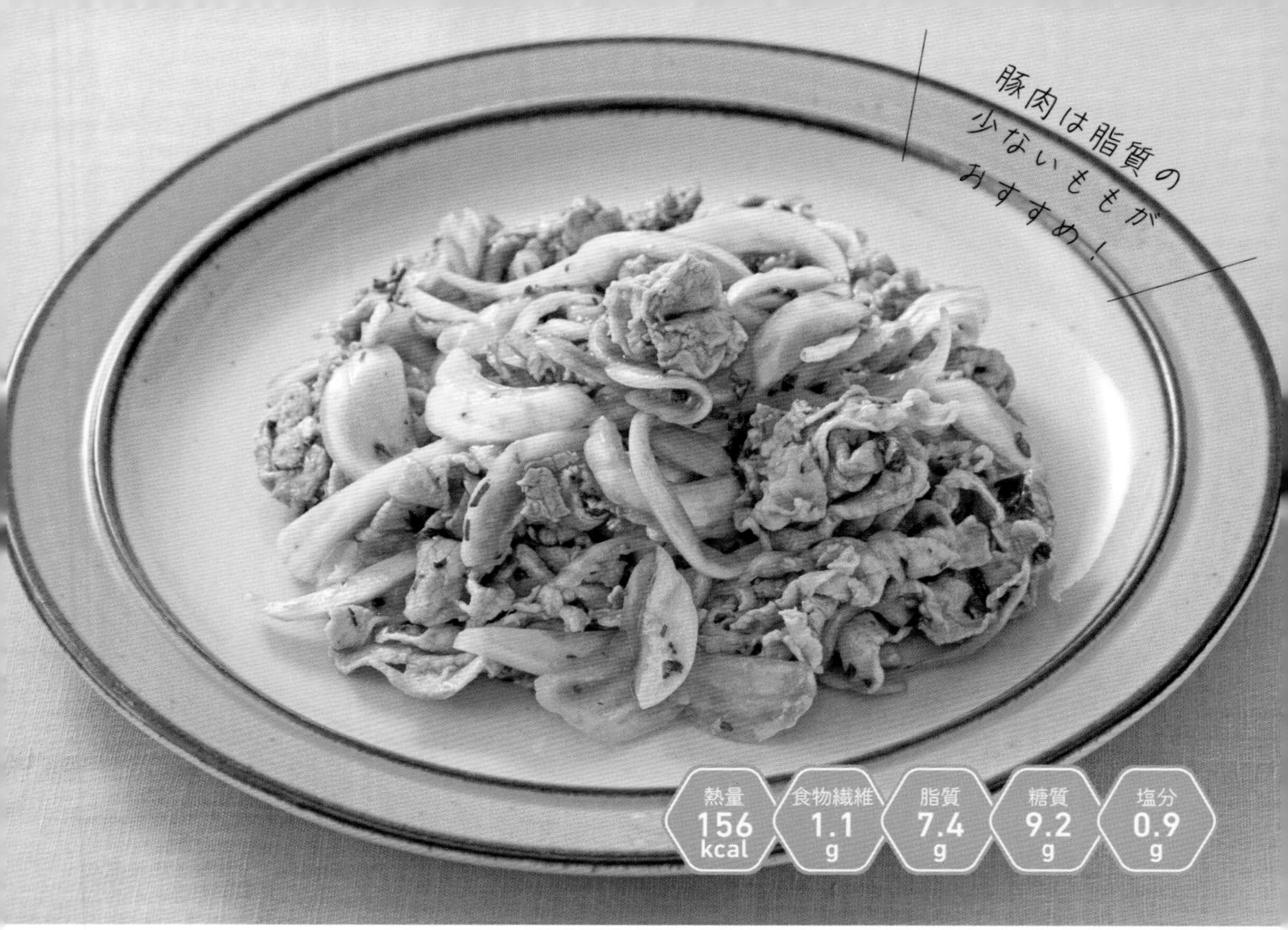

豚しゃぶのケチャップ仕立て

材料 2人分

豚しゃぶしゃぶ用肉…150 g
新たまねぎ…1/2 個（縦に薄切り）
パセリ…大さじ 1（みじん切り）

A
ケチャップ…大さじ 2
酢…大さじ 1
きび砂糖…小さじ 1/2
塩、こしょう…各少々
オリーブ油…小さじ 1
おろしニンニク…少々

作り方

1 ボウルにAを入れて混ぜ合わせる。新たまねぎ、パセリを加えて和える。

2 湯をわかし、豚肉を少しずつほぐしながら加える。色が変わるまでゆでて、ざるにあげる。水気をよくきって、熱いうちに1に加えて、なじませる。

つくりおきOK
冷蔵で2～3日

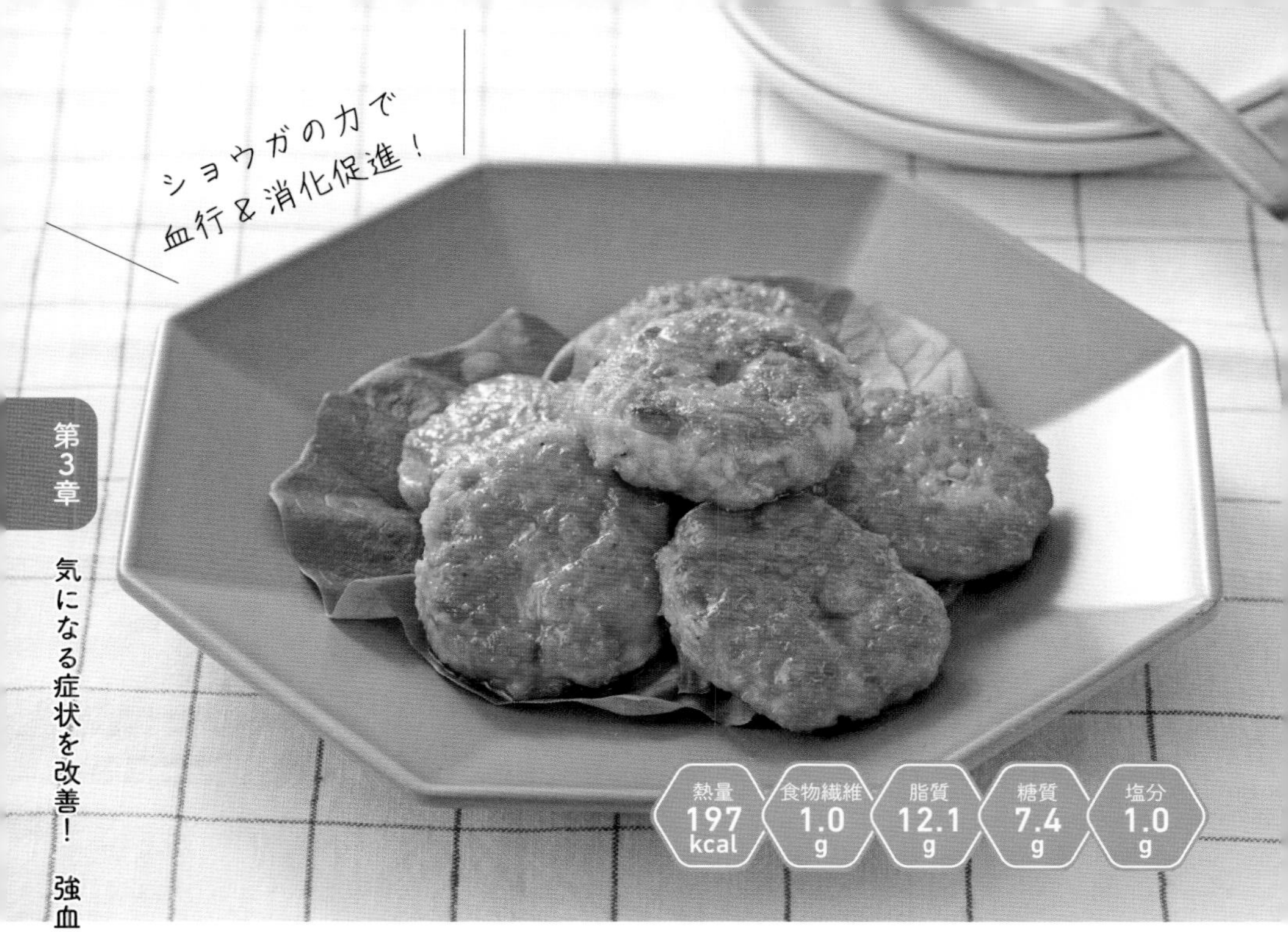
ショウガの力で
血行&消化促進！
熱量
197
kcal
食物繊維
1.0
g
脂質
12.1
g
糖質
7.4
g
塩分
1.0
g

きのこ入り鶏つくね

材料 2人分

鶏ひき肉…150g
えのき…小1/2株（みじん切り）
ショウガ汁…小さじ1
酒…小さじ2
片栗粉…大さじ1
塩、こしょう…各少々
米油（ごま油でも代用可）…小さじ2

A しょうゆ・みりん・酒…各大さじ1/2

サラダ菜…2枚

作り方

1 鶏ひき肉、えのき、ショウガ汁、酒、片栗粉、塩、こしょうをよく混ぜ、6等分して小判型に成型する。

2 フライパンに米油をのばし、1を並べてから中火にかける。厚みの半分以上が白っぽくなったら、ひっくり返してさらに焼き、Aを加えて絡める。器に盛り、サラダ菜を添える。

冷凍OK
1カ月

つくりおきOK
冷蔵で2〜3日

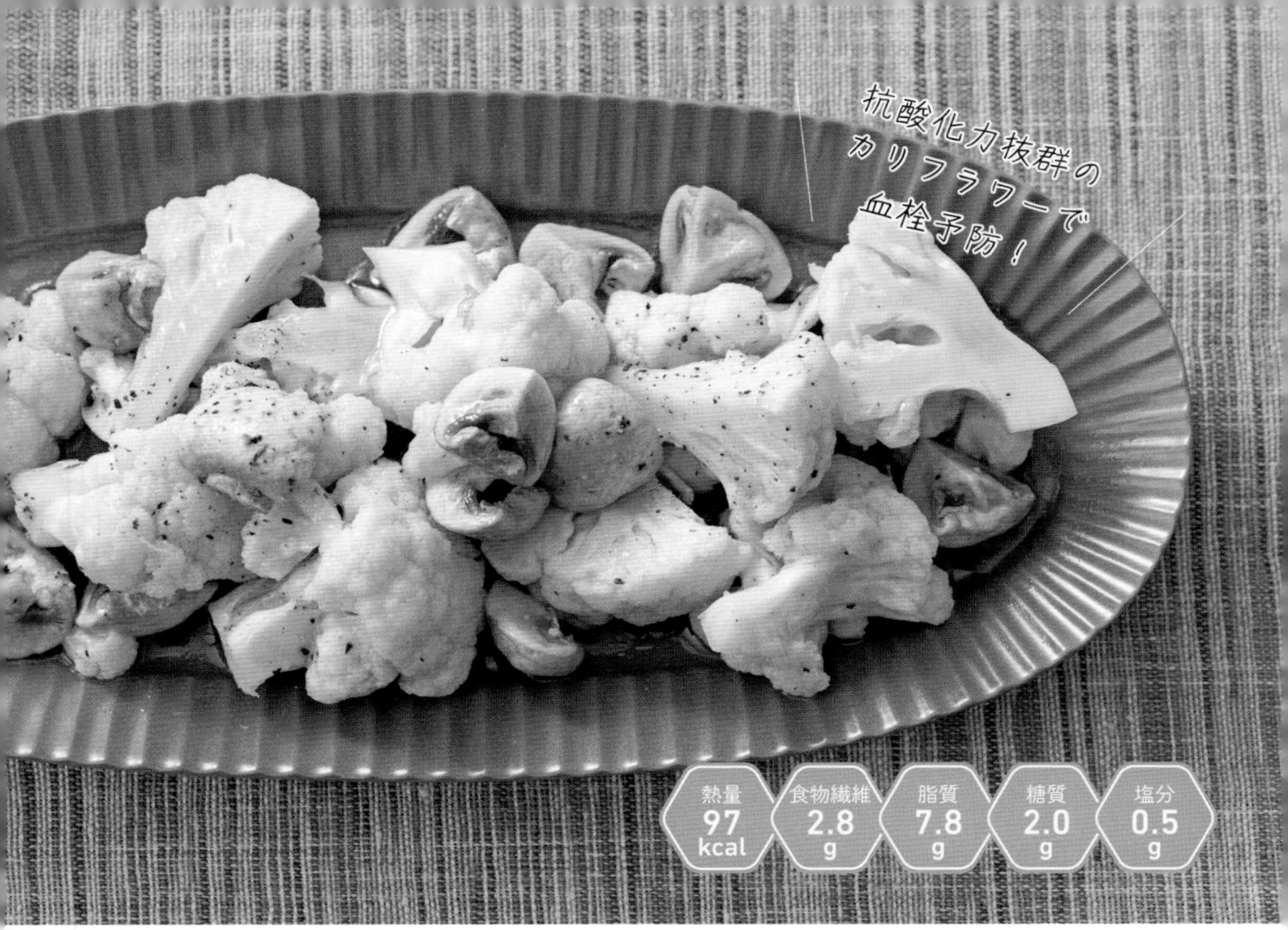
抗酸化力抜群の
カリフラワーで
血栓予防！
熱量
97
kcal
食物繊維
2.8
g
脂質
7.8
g
糖質
2.0
g
塩分
0.5
g

カリフラワーとマッシュルームのマリネサラダ

材料 2人分

カリフラワー…150g（1/3株、小房にわける）
マッシュルーム…4個（4つ割りにする）
フレンチドレッシング※…大さじ2
（市販品でもOK）

※酢（1/3カップ）、塩（小さじ1）、きび砂糖（小さじ1/2）、粗びきこしょう（少々）を合わせ、オリーブ油1/2カップを加えてよく混ぜ合わせる（保存期間：冷蔵で2週間）。

作り方

1 カリフラワー、マッシュルームを耐熱ボウルに入れ、ふんわりとラップをして電子レンジで3分加熱する。

2 フレンチドレッシングを加えて和える。

つくりおきOK
冷蔵で2～3日

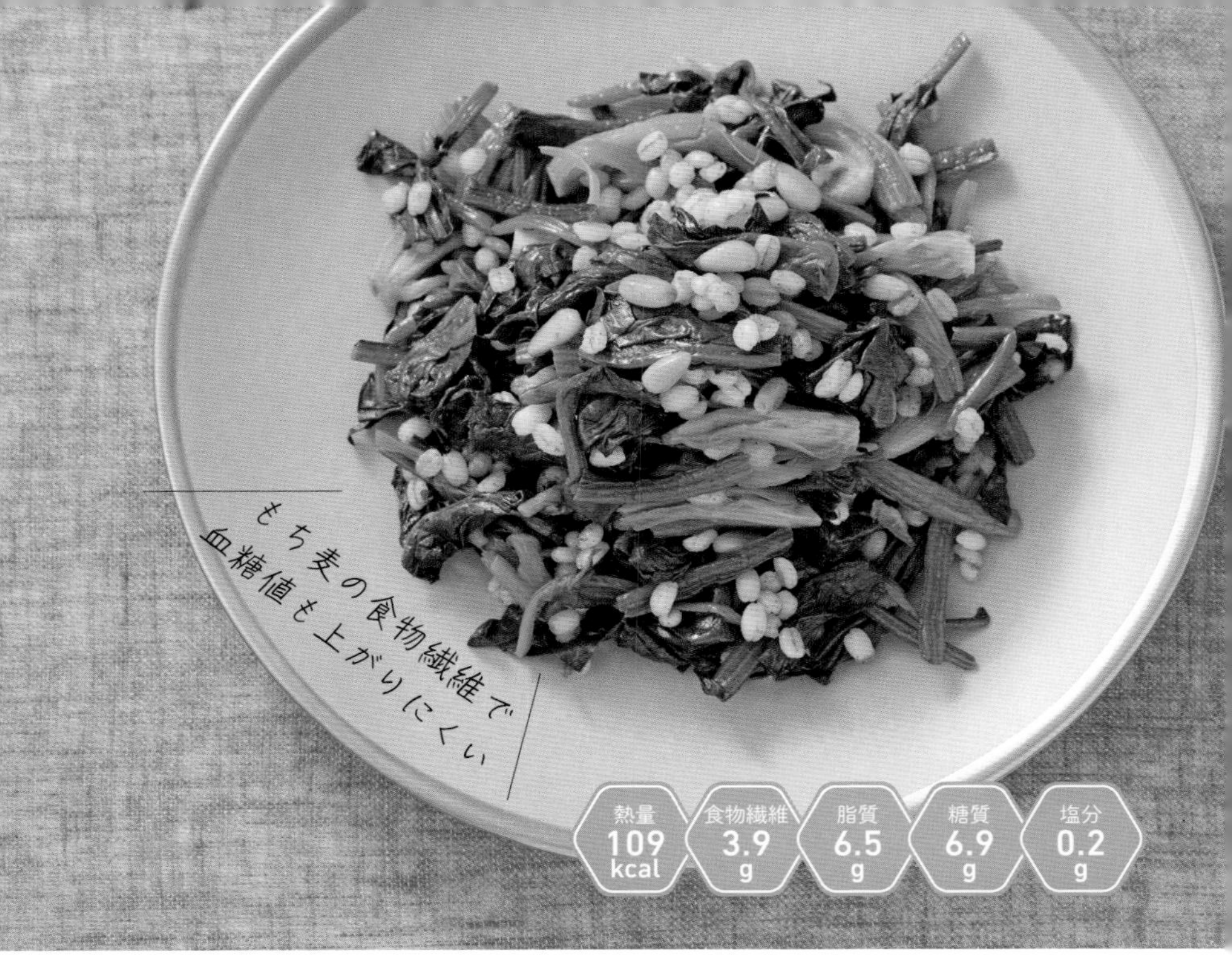

熱量	食物繊維	脂質	糖質	塩分
109 kcal	3.9 g	6.5 g	6.9 g	0.2 g

ほうれん草ともち麦のカレー炒め

材料 ２人分

ほうれん草…1/2 束
（150g、ゆでて３～４cm長さに切る）
もち麦（ゆでたもの）…50 g
松の実…大さじ１
オリーブ油…大さじ 1/2
カレー粉…小さじ 1/2
塩…少々

作り方

1 フライパンにオリーブ油、カレー粉を入れ、弱火にかける。

2 カレー粉の香りがたったら、松の実を加え、香ばしい香りがするまで炒める。ほうれん草、もち麦を加えて炒め、塩で味を調える。

冷凍OK
１カ月

つくりおきOK
冷蔵で２～３日

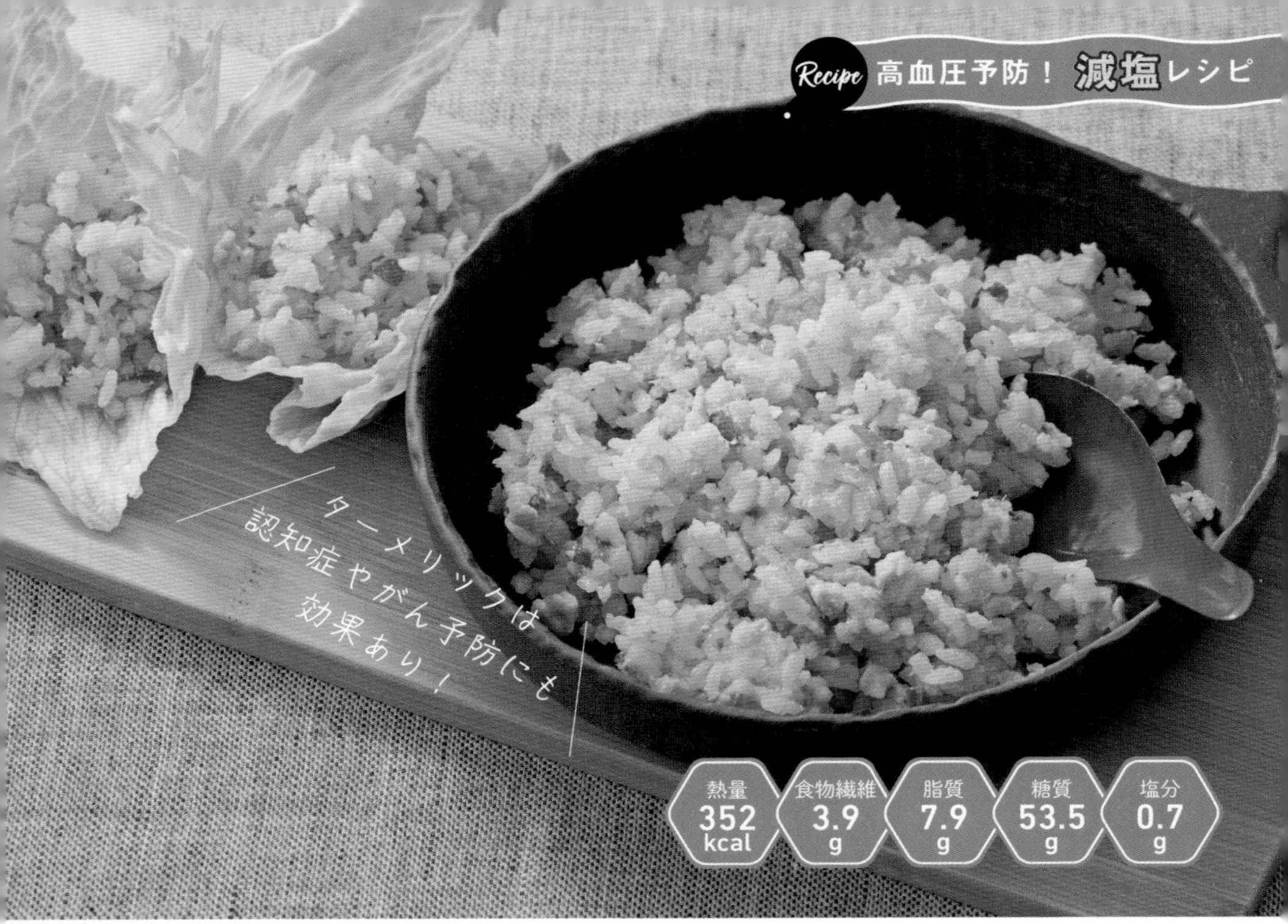
ターメリックは
認知症やがん予防にも
効果あり！
熱量 352 kcal
食物繊維 3.9 g
脂質 7.9 g
糖質 53.5 g
塩分 0.7 g

レンズ豆と鶏ひき肉、パプリカの炊き込みごはん

材料 4人分

米…1と1/2合（洗ってざるにあげる）
レンズ豆…1/2合
（さっと洗ってざるにあげる）
鶏ひき肉…150g
パプリカ（赤）…1/2個
（レンズ豆くらいの角切り）
おろしニンニク…少々
オリーブ油…大さじ1
ターメリック…小さじ1
（カレー粉でも代用可）
顆粒コンソメ…小さじ2
白ワイン…大さじ2
レタス…2～3枚（大きめにちぎる）

作り方

1 フライパンにオリーブ油を熱し、鶏ひき肉をほぐしながら、ポロポロになるまで炒める。おろしニンニク、パプリカを加え、さっと炒める。ターメリック、白ワインを加えて、汁気を飛ばすように炒める。

2 炊飯器の内釜に米、レンズ豆を入れる。2合の目盛より少し少なめに水を入れ、コンソメを加えてさっと混ぜ、1をまんべんなくのせて炊飯する。

3 炊き上がったら全体を混ぜ、レタスを添え、包んで食べる。

冷凍OK
1カ月

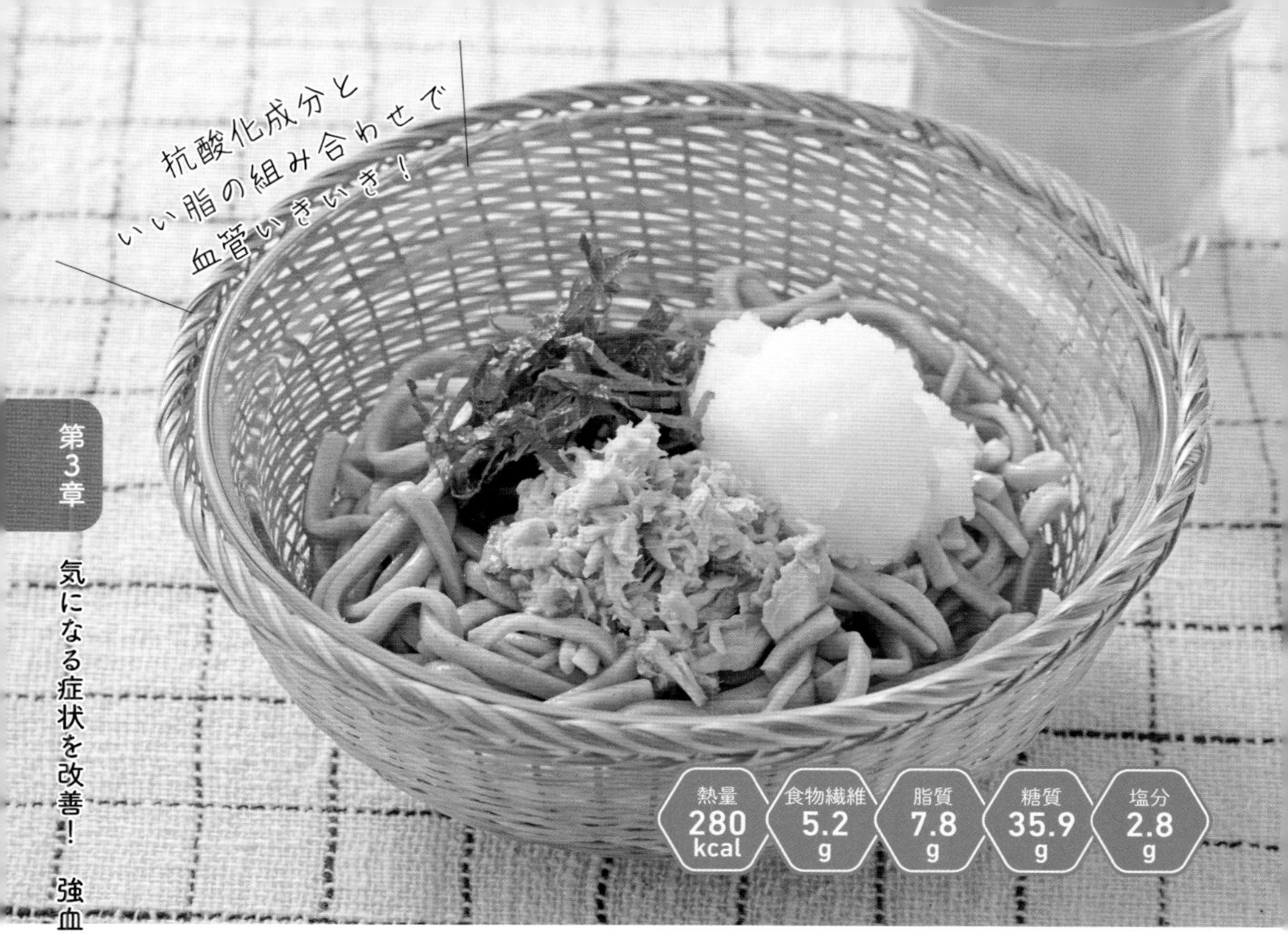

ツナとトマトジュース、しそ、大根の和えそば

材料 2人分

ツナ缶（オイル漬け）…１缶
（70g、汁を軽くきる）

しそ…４～５枚（千切り）

大根…200g（すりおろし、水気をきる）

そば…２玉
（ゆでて水にとってしめ、水気をよくきる）

めんつゆ（４倍濃縮）…1/5 カップ

トマトジュース（無塩）…3/4 カップ

作り方

1 めんつゆ、トマトジュースを合わせる。

2 器にそばを盛り、ツナ、しそ、大根おろしをのせ、1をかけ、和えて食べる。

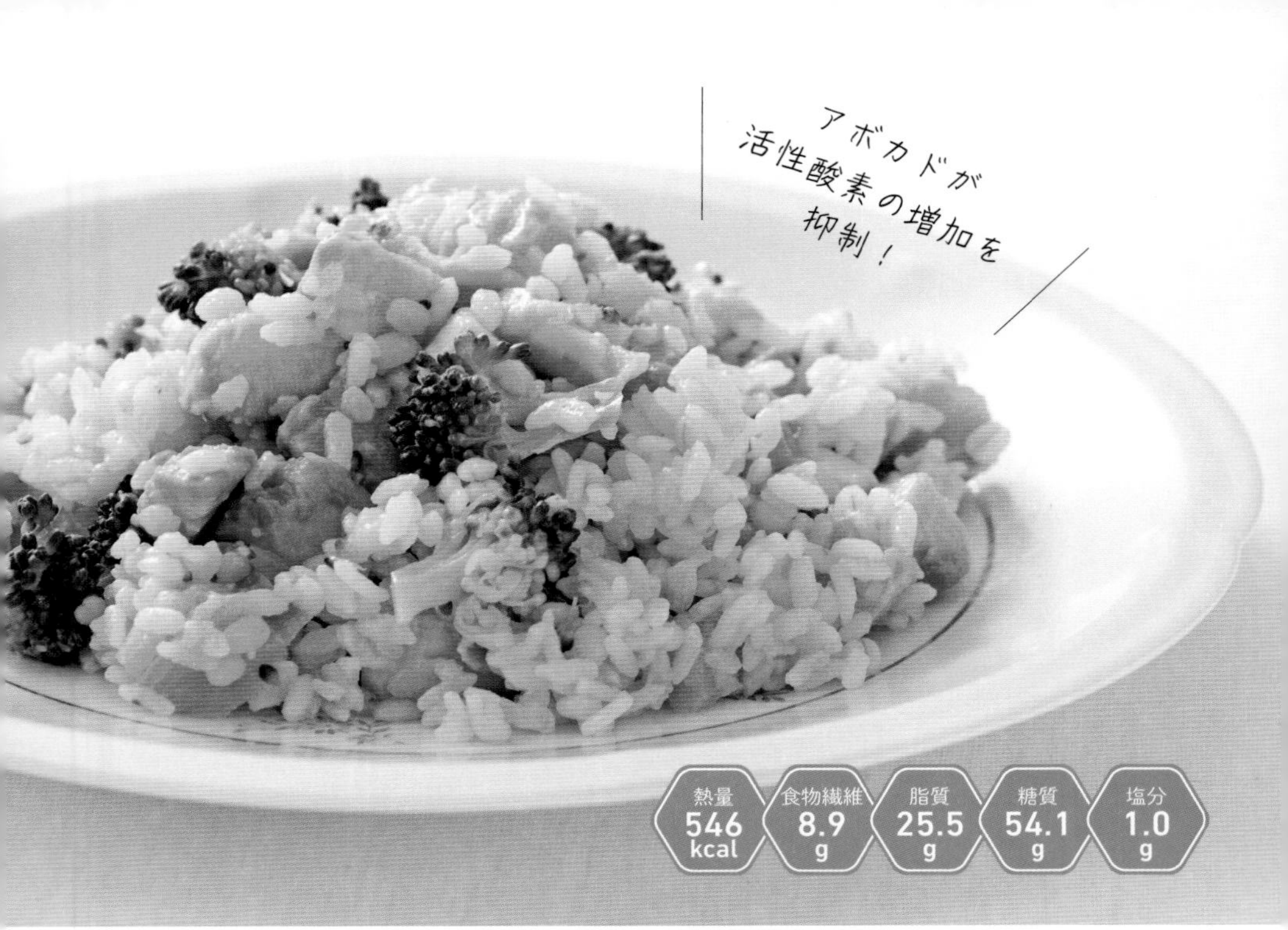
アボカドが
活性酸素の増加を
抑制！
熱量 546 kcal
食物繊維 8.9 g
脂質 25.5 g
糖質 54.1 g
塩分 1.0 g

アボカド、サーモン、ブロッコリーのライスサラダ

材料 2人分

アボカド…1個
（縦半分に切って、種をとって皮をむき、さいの目に切る）

サーモン（刺身用）…100g
（アボカドと同じくらいの大きさのさいの目に切る）

ブロッコリー…1/3株（100g）
（小房にわけ、フライパンで蒸しゆでして、小さく切る）

もち麦入りごはん…300g

A
- 酢…大さじ2
- オリーブ油…大さじ1
- きび砂糖…小さじ1/2
- 塩…小さじ1/3

作り方

1 Aを合わせる。

2 もち麦入りごはん、アボカド、サーモン、ブロッコリーを合わせ、1を加えて和える。

レモンを添えて、
風味アップ＆血管回復

熱量	食物繊維	脂質	糖質	塩分
352 kcal	1.3 g	5.5 g	60.0 g	2.4 g

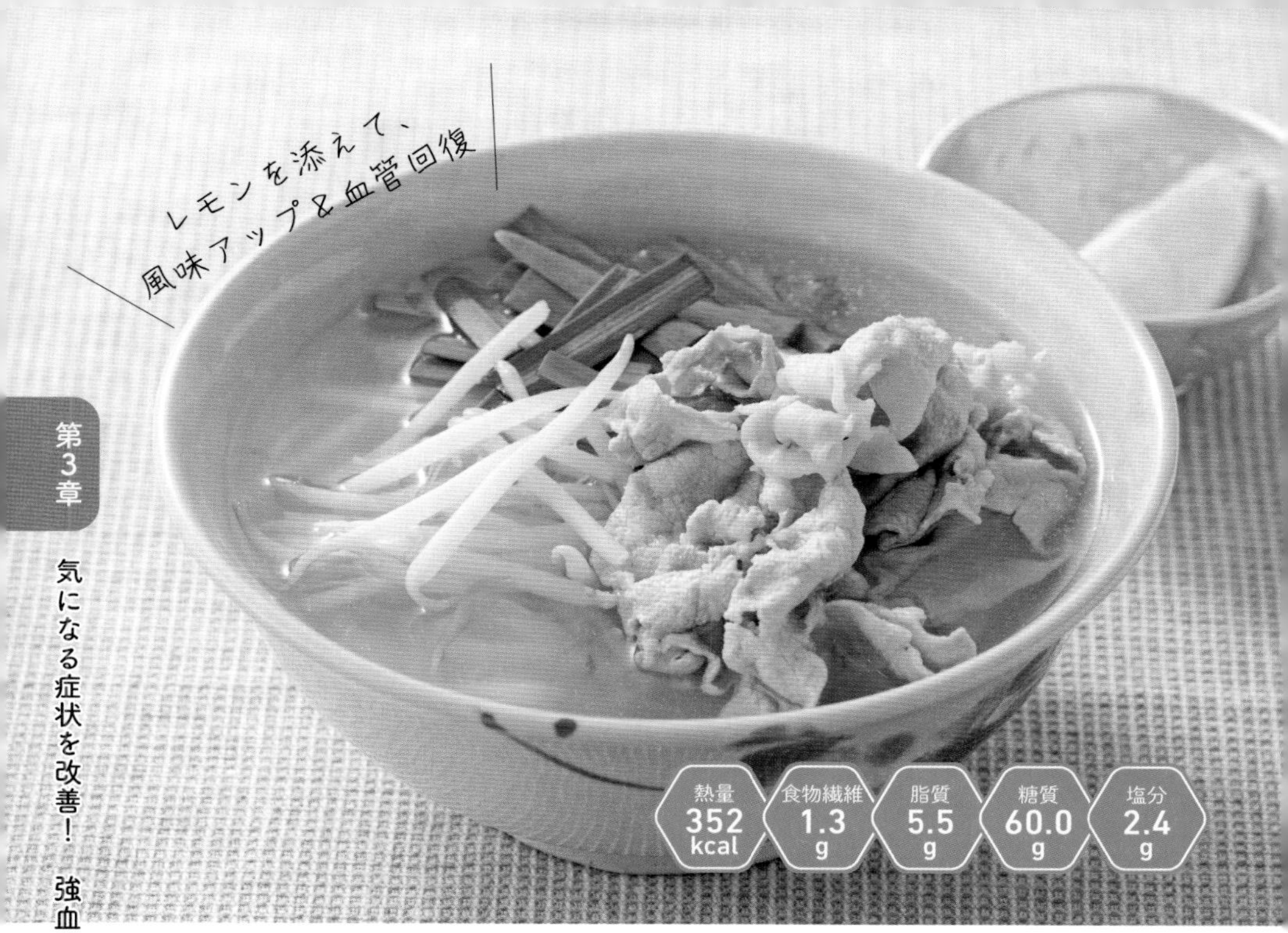

豚肉、もやし、にらのフォー

材料 2人分

フォー…2玉（約140g）
豚しゃぶしゃぶ用肉…150g
もやし…1/2袋（100g）
にら…1/2束（長さ4cmに切る）
水…3カップ
鶏ガラスープの素…小さじ2
ナンプラー…小さじ1
カットレモン…2切れ
白こしょう…少々

作り方

1　多めに湯をわかし、フォーを加えて5分（袋の表示時間通り）ゆで、湯をきって器に盛る。

2　1の湯で、もやしをさっとゆで、フォーにのせる。その後、同じ湯に豚肉を少しずつほぐして加え、色が変わったら取り出し、にらとともにフォーにのせる。

3　水、鶏ガラスープの素を温める。ナンプラーで味を調え、2にかけて白こしょうをふり、カットレモンを添える。

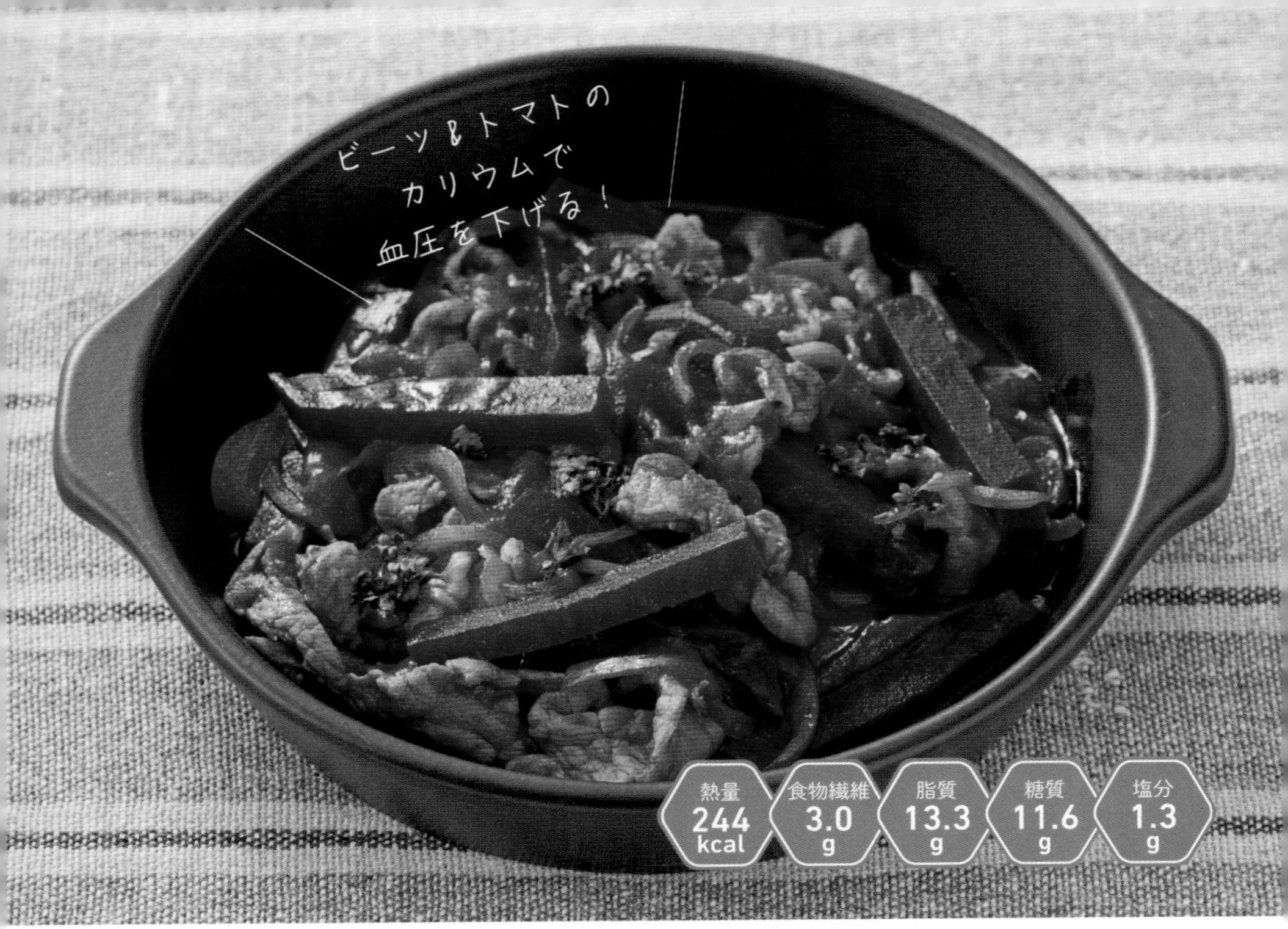
ビーツ&トマトの
カリウムで
血圧を下げる！
熱量 244 kcal
食物繊維 3.0 g
脂質 13.3 g
糖質 11.6 g
塩分 1.3 g

ビーツと豚肉、たまねぎのトマト煮

材料 2人分

豚こま切れ肉…150g
塩、こしょう…各少々
ゆでたビーツ（または水煮など）…100g（太めの棒状に切る）
たまねぎ…1/2 個（縦に薄切り）
ニンニク…小１かけ（みじん切り）
トマトジュース（無塩）…１カップ
オリーブ油…大さじ１
顆粒コンソメ…小さじ１
塩、こしょう…各少々
パセリ…少々（みじん切り）

作り方

1 豚肉に塩、こしょうをなじませる。
2 フライパンにオリーブ油、ニンニクを入れて弱火で炒め、香りがたったら、たまねぎを加え、しんなりするまで炒める。
3 ２に豚肉を加えてさらに炒め、肉の色が変わったら、ビーツ、トマトジュース、コンソメを加え、5分ほど煮る。塩で味を調え、こしょうをふる。パセリをちらす。

冷凍OK
１カ月

つくりおきOK
冷蔵で２～３日

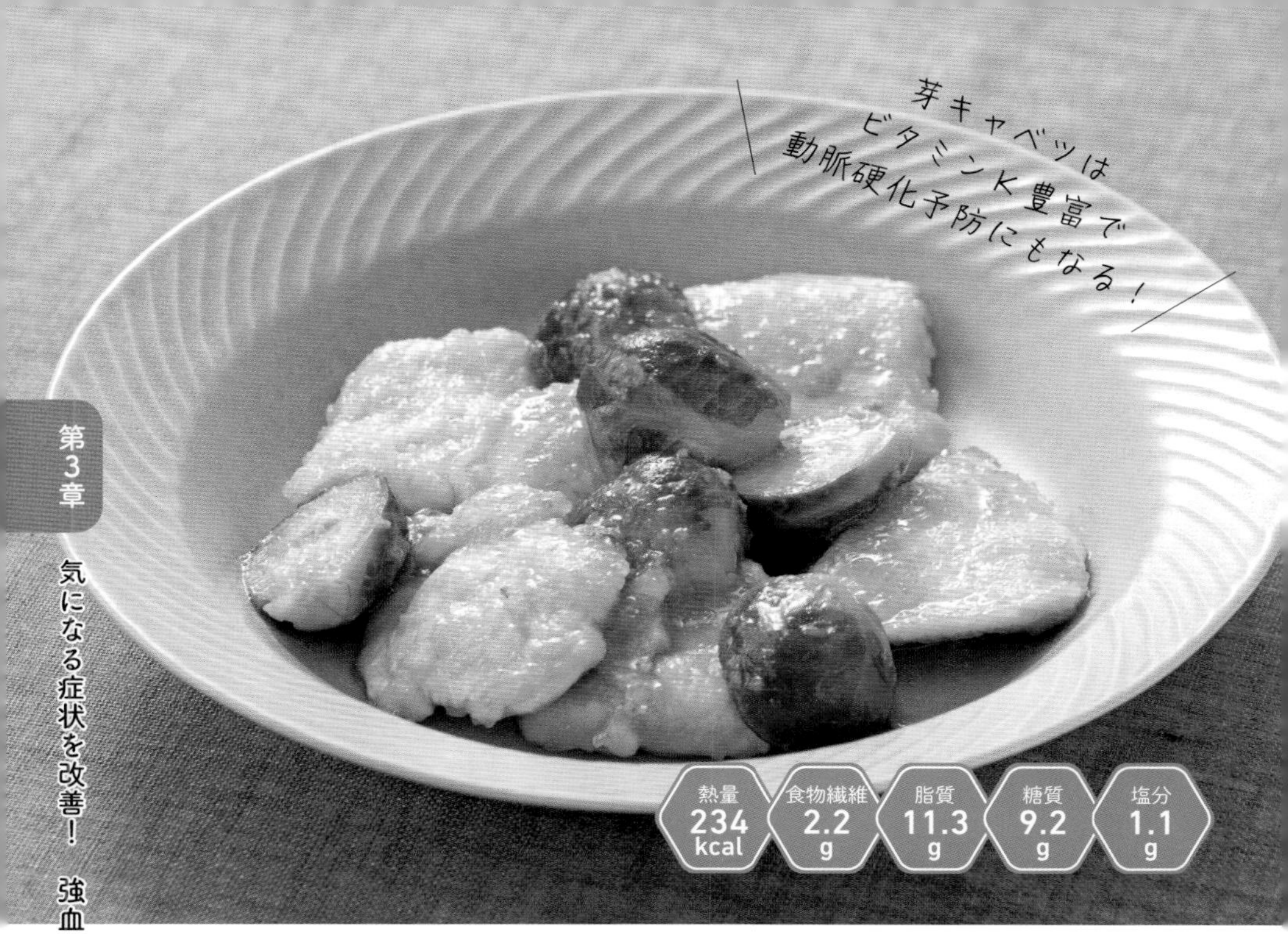

鶏肉と芽キャベツのしょうが蒸し

材料 2人分

鶏むね肉…200g（そぎ切り）
酒…大さじ1
片栗粉…大さじ1
芽キャベツ…6個
（根元に十字に浅く切れ目を入れ、塩を加えた湯で3分ほどゆで、半分に切る）
米油…大さじ1

A
- おろしショウガ…1かけ分
- だし汁…1/4カップ
- しょうゆ・みりん…各小さじ2

作り方

1 鶏肉に酒をなじませ、5分ほど置く。汁気をふいて片栗粉を薄くまぶす。
2 フライパンに米油を中火で熱し、1の両面を焼く。空いているところで芽キャベツをサッと焼く。
3 Aを回し入れて絡める。

冷凍OK 1カ月
つくりおきOK 冷蔵で2～3日

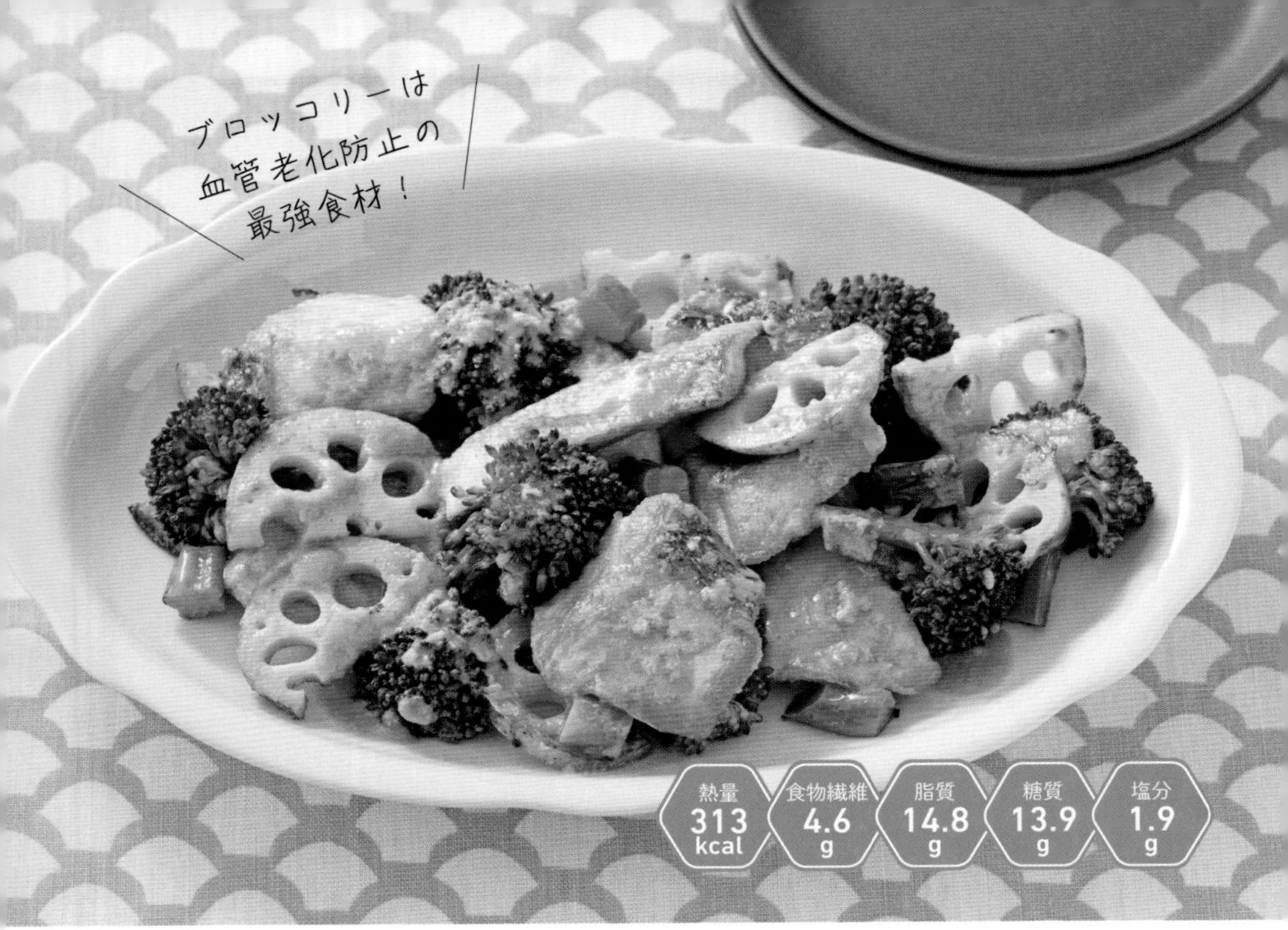
ブロッコリーは
血管老化防止の
最強食材！
熱量
313
kcal
食物繊維
4.6
g
脂質
14.8
g
糖質
13.9
g
塩分
1.9
g

鮭とれんこん、ブロッコリーのフライパン蒸し

材料 2人分

生鮭…2切れ（1切を3～4等分のそぎ切り）
酒…大さじ1
片栗粉…大さじ1
れんこん…100g（7㎜の半月切り）
ブロッコリー…1/3袋
（100g、小房にわける）
米油…大さじ1
塩…少々

A
ポン酢しょうゆ…大さじ2
ねりごま…大さじ1

作り方

1 鮭に酒をふって5分置き、水気をふいて片栗粉を薄くまぶす。
2 フライパンに米油を中火で熱し、1の両面を焼く。空いているところに、れんこん、ブロッコリーを入れる。塩をふって、ふたをして弱火で4～5分蒸し焼きにする。
3 Aを合わせたタレを回しかける。

つくりおきOK
冷蔵で2～3日

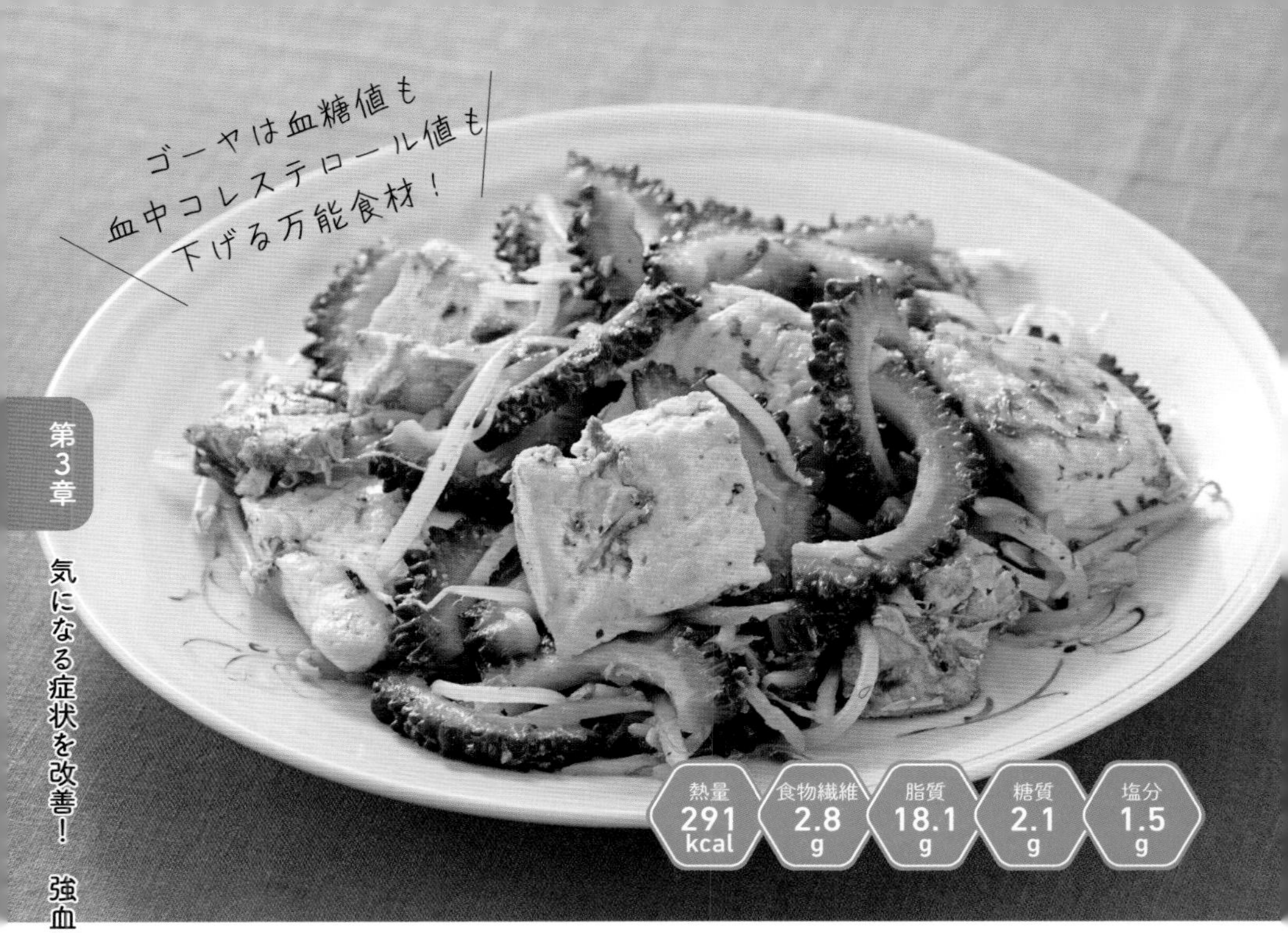
ゴーヤは血糖値も
血中コレステロール値も
下げる万能食材！
熱量 291 kcal
食物繊維 2.8 g
脂質 18.1 g
糖質 2.1 g
塩分 1.5 g

さば缶とゴーヤのチャンプルー

材料 2人分

さば缶（水煮）…1缶（200g）
ゴーヤ…1/2本（ワタを取って薄切り）
もやし…1/2袋（100g）
木綿豆腐…1/2丁
（しっかり水切りして食べやすく切る）
米油…大さじ1
しょうゆ…小さじ1
塩、こしょう…各少々

作り方

1 フライパンに米油の半量を熱し、木綿豆腐を焼きつけて塩少々をふって取り出す。

2 フライパンに残りの米油を熱し、ゴーヤ、もやしをサッと炒める。さば缶の汁を加えて、なじむように炒める。さば缶の身を加えて崩しつつ、汁気があるうちに豆腐を戻し、汁気を飛ばすように炒める。しょうゆを回し入れて、サッと炒め、塩で味を調え、こしょうをふる。

つくりおきOK
冷蔵で2～3日

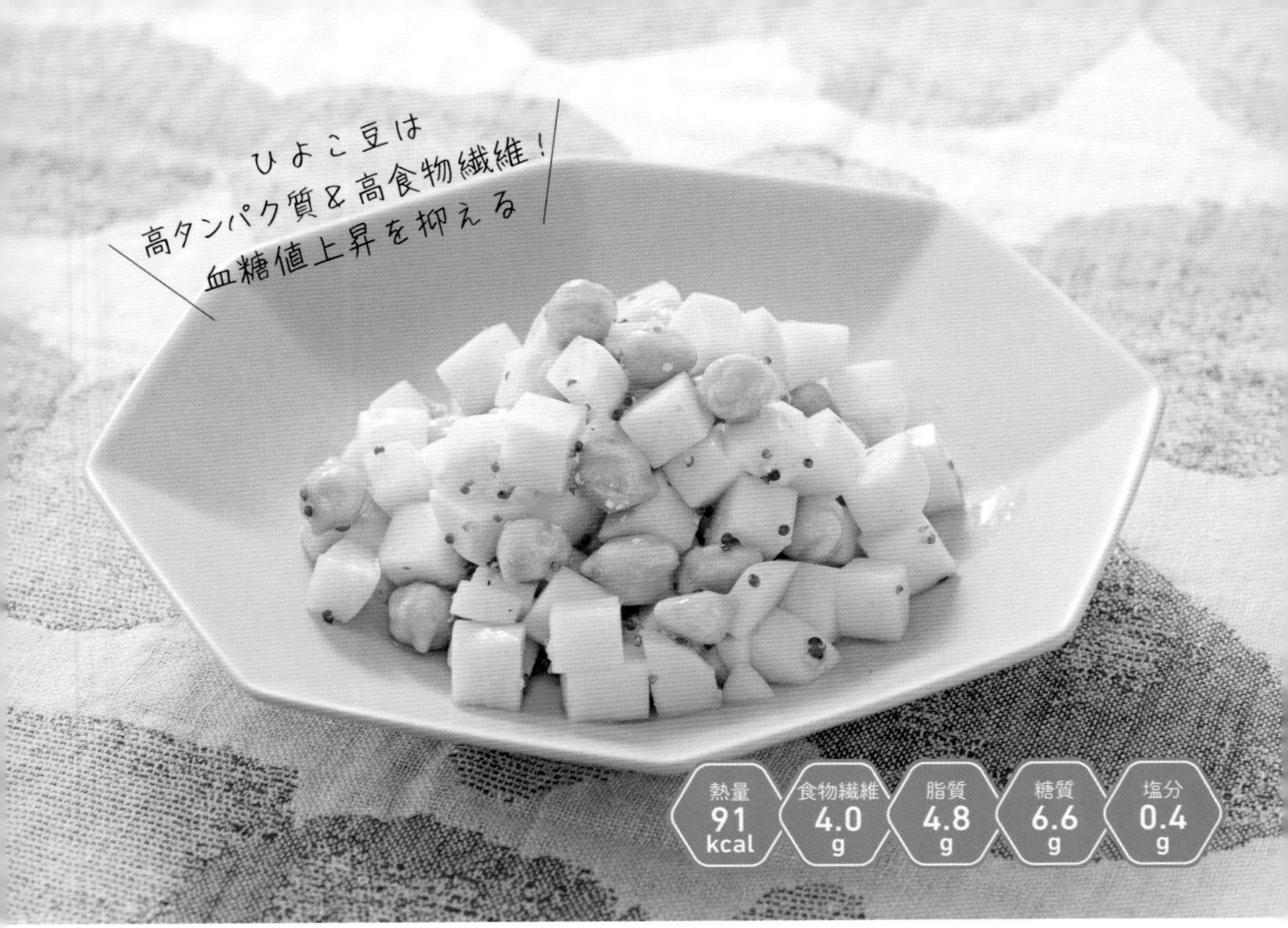
ひよこ豆は
高タンパク質&高食物繊維!
血糖値上昇を抑える
熱量
91
kcal
食物繊維
4.0
g
脂質
4.8
g
糖質
6.6
g
塩分
0.4
g

かぶとひよこ豆のマスタードサラダ

材料 2人分

かぶ…小2個
(140g、皮つきのままひよこ豆と同じくらいのさいの目に切る)

ひよこ豆(ドライパック)…50g

A
- 粒マスタード…小さじ1
- フレンチドレッシング(⇒ P.74 参照)…大さじ1(市販品でも OK)

作り方

1 Aを合わせ、かぶ、ひよこ豆を和える。

つくりおきOK
冷蔵で2〜3日

ほうれん草と
きのこの白和え

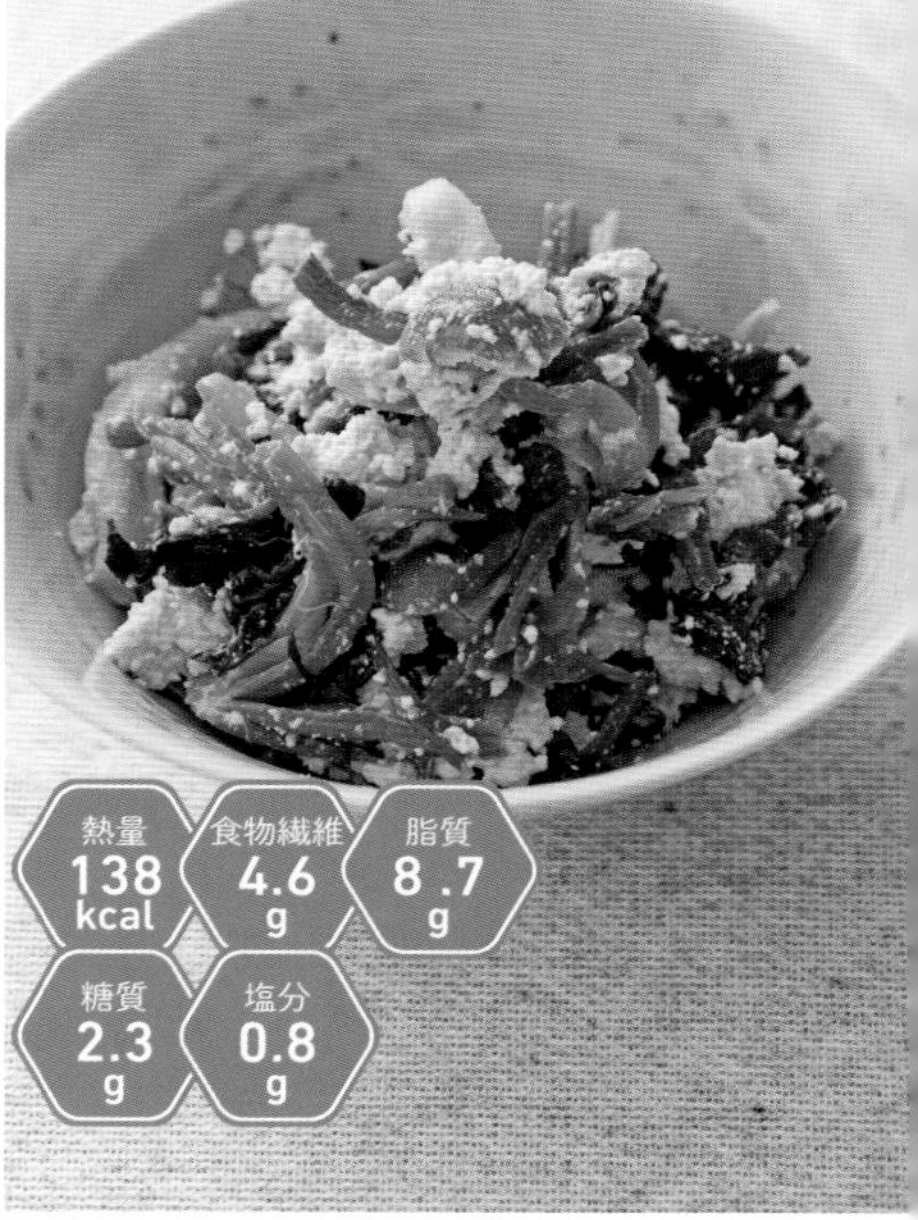

材料 2人分

ほうれん草…1/2 束
（150g、ゆでて 3cm長さに切り、しょうゆ小さじ
1/2 をまぶして、水気をしぼる）

しめじ…小 1/2 パック
　（電子レンジで1分30秒加熱して水気をきる）

木綿豆腐…1/2 丁（しっかり水切りする）

```
┌ ねりごま…大さじ1
A
└ ポン酢しょうゆ…大さじ1
```

作り方

1　豆腐を泡だて器やフォークなどで崩
　し、**A** と合わせ、ほうれん草、しめ
　じを加えて和える。

つくりおきOK
冷蔵で1〜2日

熱量	食物繊維	脂質
138 kcal	4.6 g	8.7 g

糖質	塩分
2.3 g	0.8 g

にんじんと塩昆布の
和えもの

材料 2人分

にんじん…150g
　　　　　　（皮つきのまま斜め薄切りにし、千切り）

塩昆布…6 g

ごま油…小さじ1

作り方

1　にんじんは耐熱皿に入れ、ふんわり
　とラップをして電子レンジで2分加
　熱し、水気をきる。

2　塩昆布となじませ、ごま油で和える。

冷凍OK
1カ月

つくりおきOK
冷蔵で2〜3日

熱量	食物繊維	脂質
46 kcal	2.2 g	2.0 g

糖質	塩分
5.4 g	0.6 g

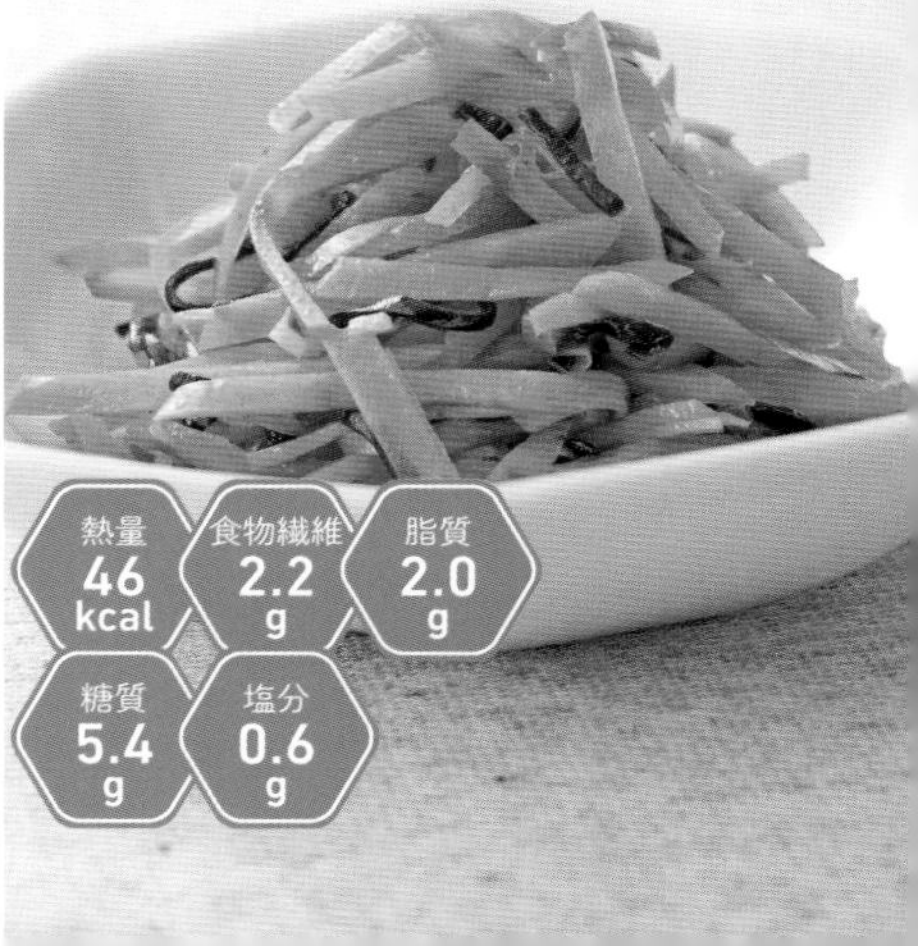

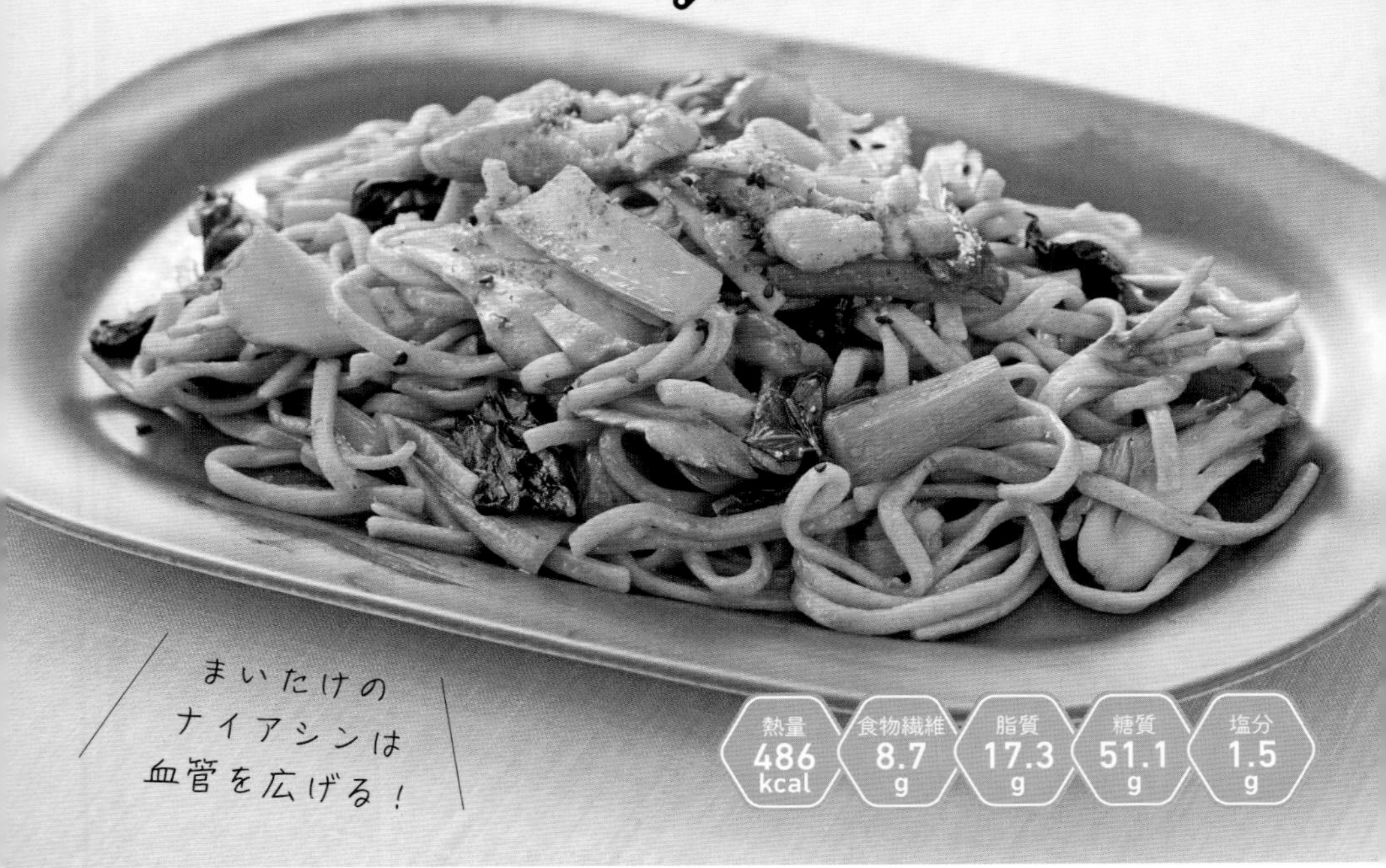
まいたけの
ナイアシンは
血管を広げる！
熱量
486
kcal
食物繊維
8.7
g
脂質
17.3
g
糖質
51.1
g
塩分
1.5
g

きのこと鶏肉、青菜の焼きそば

材料 2人分

ゆでそば…２玉
（袋をあけ、電子レンジで２分加熱）

まいたけ…小１パック
（食べやすい大きさにほぐす）

鶏もも肉…1/2 枚（そぎ切り）

小松菜…1/2 束（100g、ざく切り）

米油…大さじ１

ポン酢しょうゆ…大さじ２

七味唐辛子…少々

作り方

1 米油を中火で熱し、鶏肉を炒める。脂が出てきたらまいたけ、小松菜を加える。しんなりしたら、そばを加えてほぐしながら炒め、ポン酢しょうゆを加えて炒める。器に盛り、七味唐辛子をふる。

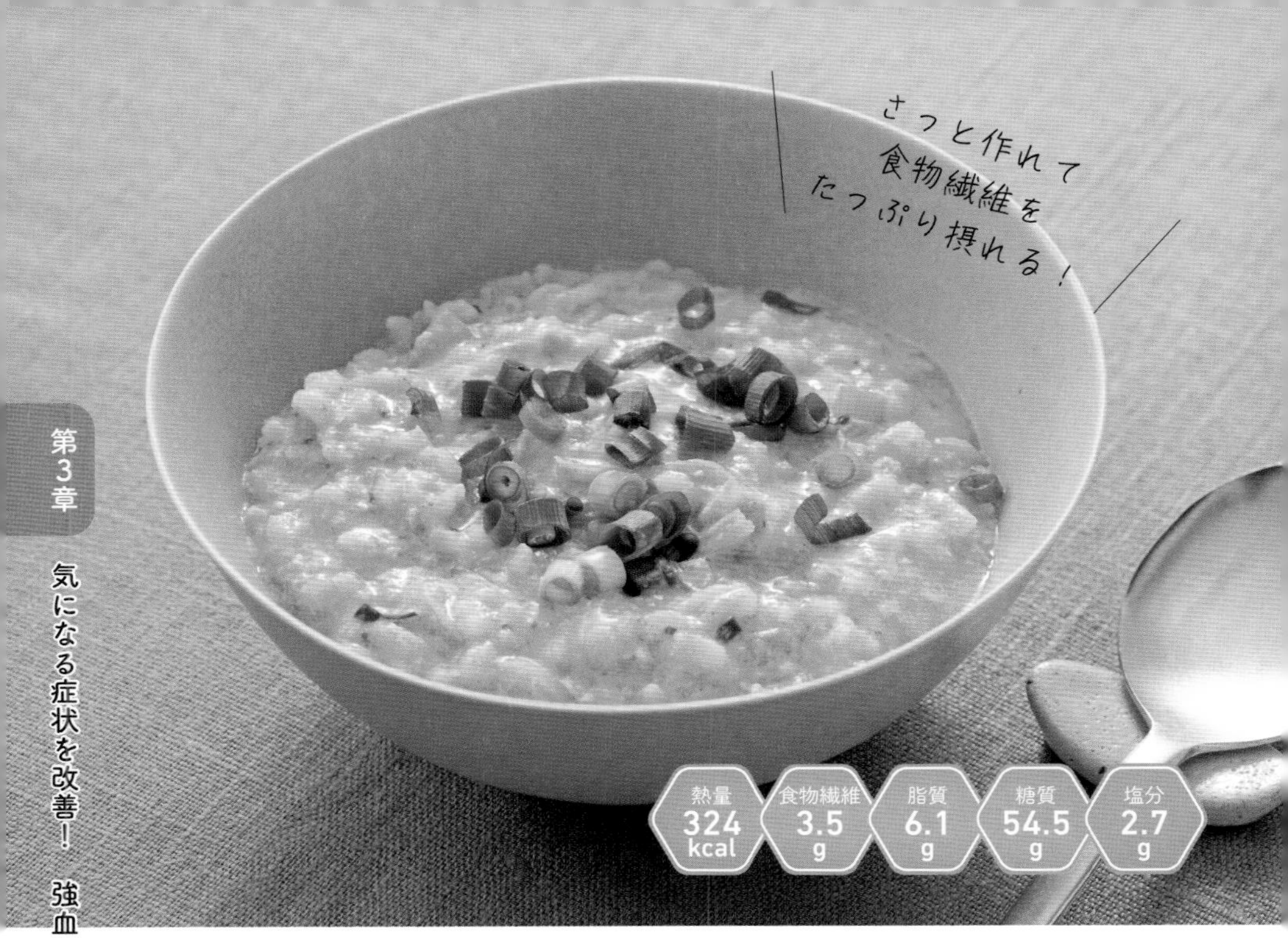
さっと作れて
食物繊維を
たっぷり摂れる！
熱量
324
kcal
食物繊維
3.5
g
脂質
6.1
g
糖質
54.5
g
塩分
2.7
g

レンジキムチたまご雑炊

材料 1人分

玄米ごはん…150g
キムチ…50g（ざく切り）
小ねぎ…2本（小口切り）
たまご…1個（溶いておく）
だし汁…1カップ
しょうゆ…小さじ1

作り方

1 小ねぎ以外の材料を耐熱容器に入れて混ぜ、ふんわりとラップをして電子レンジで3分加熱し、かき混ぜる。もう一度ラップをし、電子レンジで2分加熱し、全体を混ぜる。器に盛り、小ねぎをちらす。

熱量	食物繊維	脂質	糖質	塩分
251 kcal	4.4 g	7.4 g	30.0 g	1.3 g

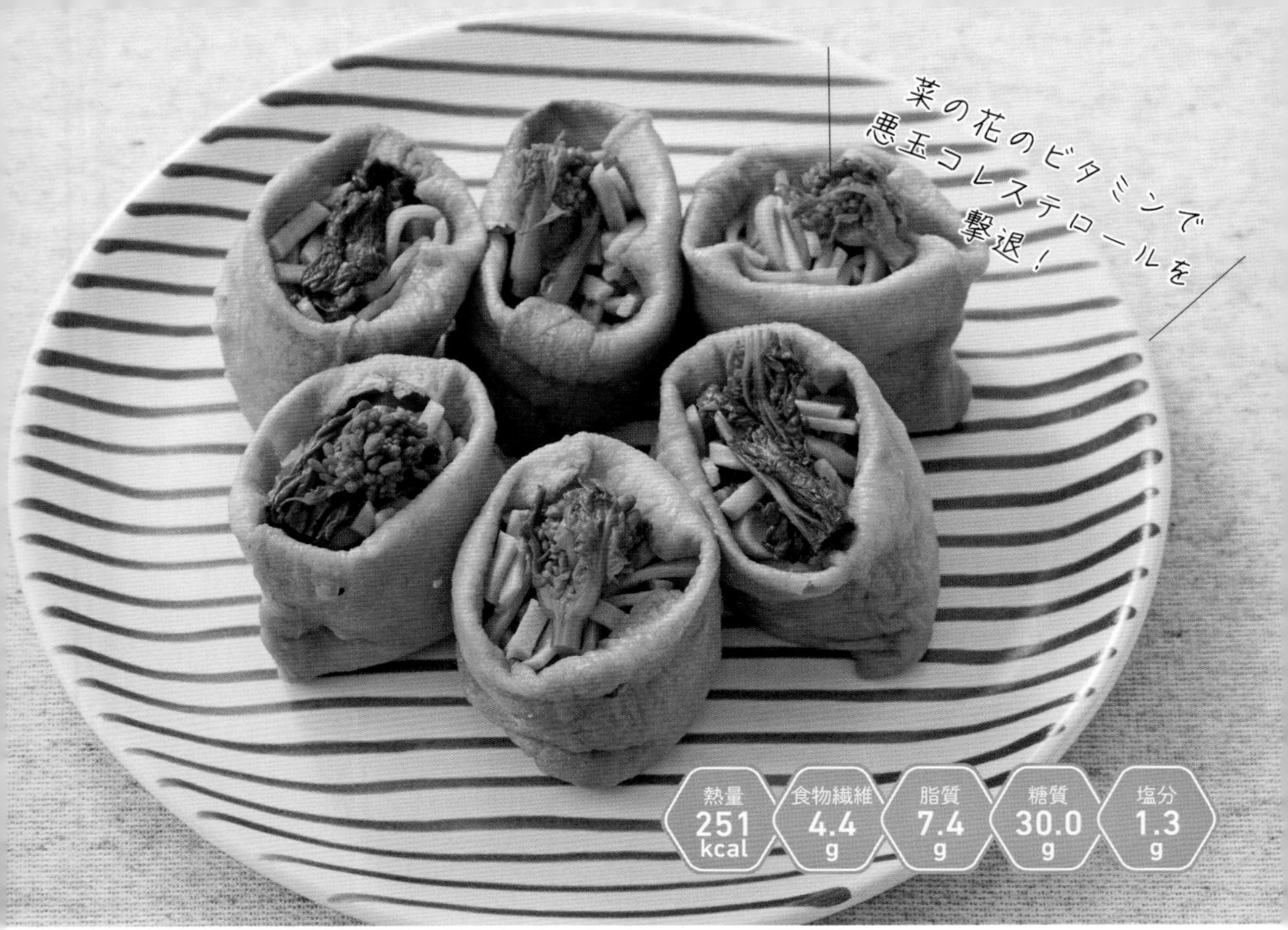

そばいなり

材料 2人分

油揚げ…3枚
（半分に切って熱湯でゆで、水にとって冷まし、水気をしぼって袋状にする）

A ┌ だし汁…1/3カップ
　└ きび砂糖・しょうゆ・酒…各大さじ1

ゆでそば…1玉
　　　　　（湯通ししてざく切りにする）

菜の花…50g
（水菜でも代用可、ゆでて花穂先を2cmくらい残し、残りは粗く刻む）

作り方

1　鍋に油揚げを均一に並べ、**A**を加えて落としぶたをする。弱火で10分程度煮て冷ます。

2　そばと刻んだ菜の花を和え、6等分する。

3　油揚げに**1**を詰め、菜の花の花穂をのせる。

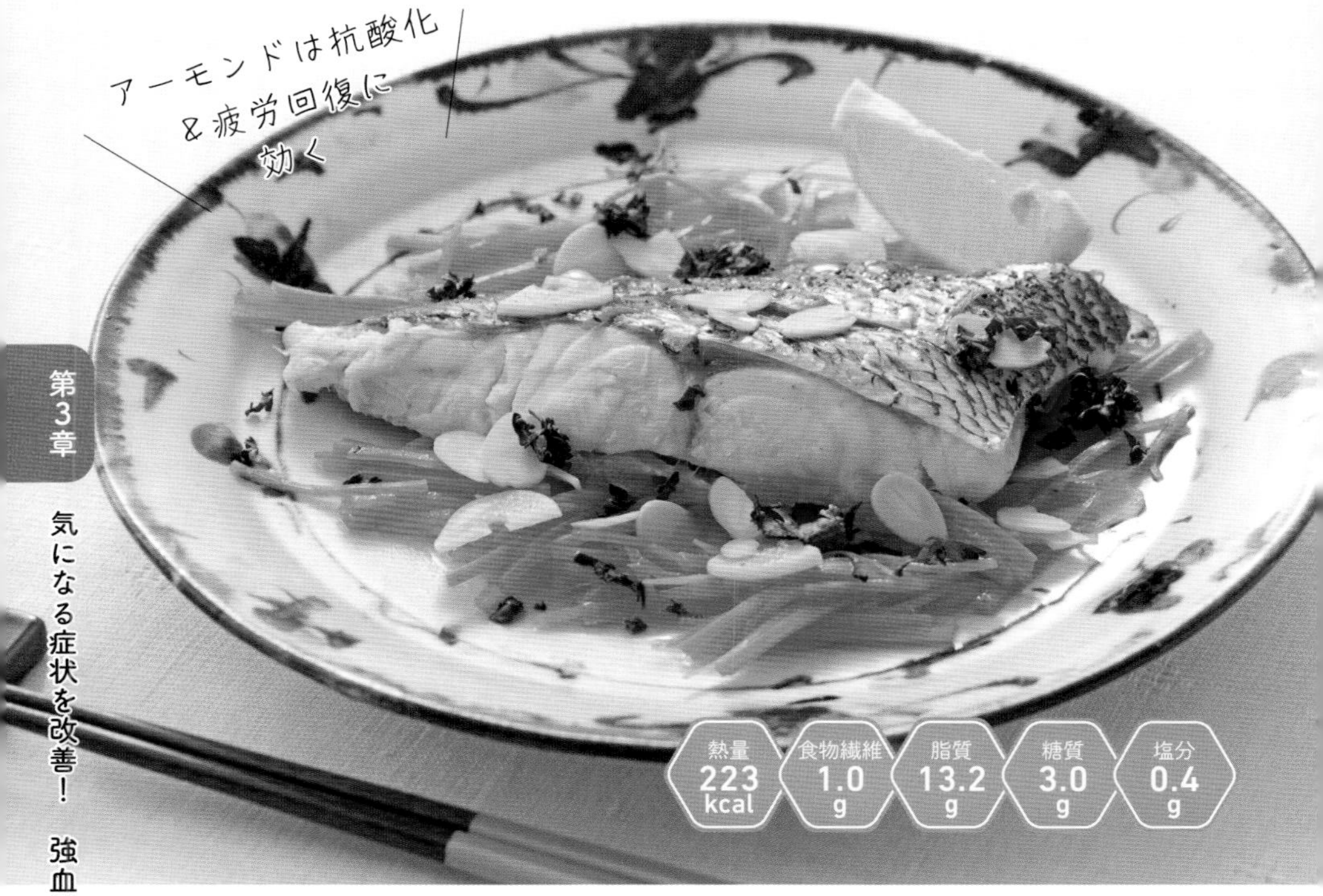
アーモンドは抗酸化
&疲労回復に
効く
熱量
223
kcal
食物繊維
1.0
g
脂質
13.2
g
糖質
3.0
g
塩分
0.4
g

白身魚のレンジ蒸し

材料 2人分

白身魚…2切れ
塩、こしょう…各少々
にんじん…4cm（皮つきのまま千切り）
ニンニク…小1かけ（薄切り）
白ワイン…大さじ2
パセリ…少々（みじん切り）
カットレモン…2切れ
アーモンドスライス…5g
Exオリーブ油…小さじ2

作り方

1 白身魚に塩、こしょうをふる。

2 耐熱皿ににんじんを広げ、1をのせ、ニンニクをちらし、白ワインをふり、ふんわりとラップをかけて電子レンジで3～4分加熱して蒸す。アーモンドスライスをちらし、Exオリーブ油をかける。器に盛り、パセリをちらし、レモンを添える。

冷凍OK
1カ月

つくりおきOK
冷蔵で2～3日

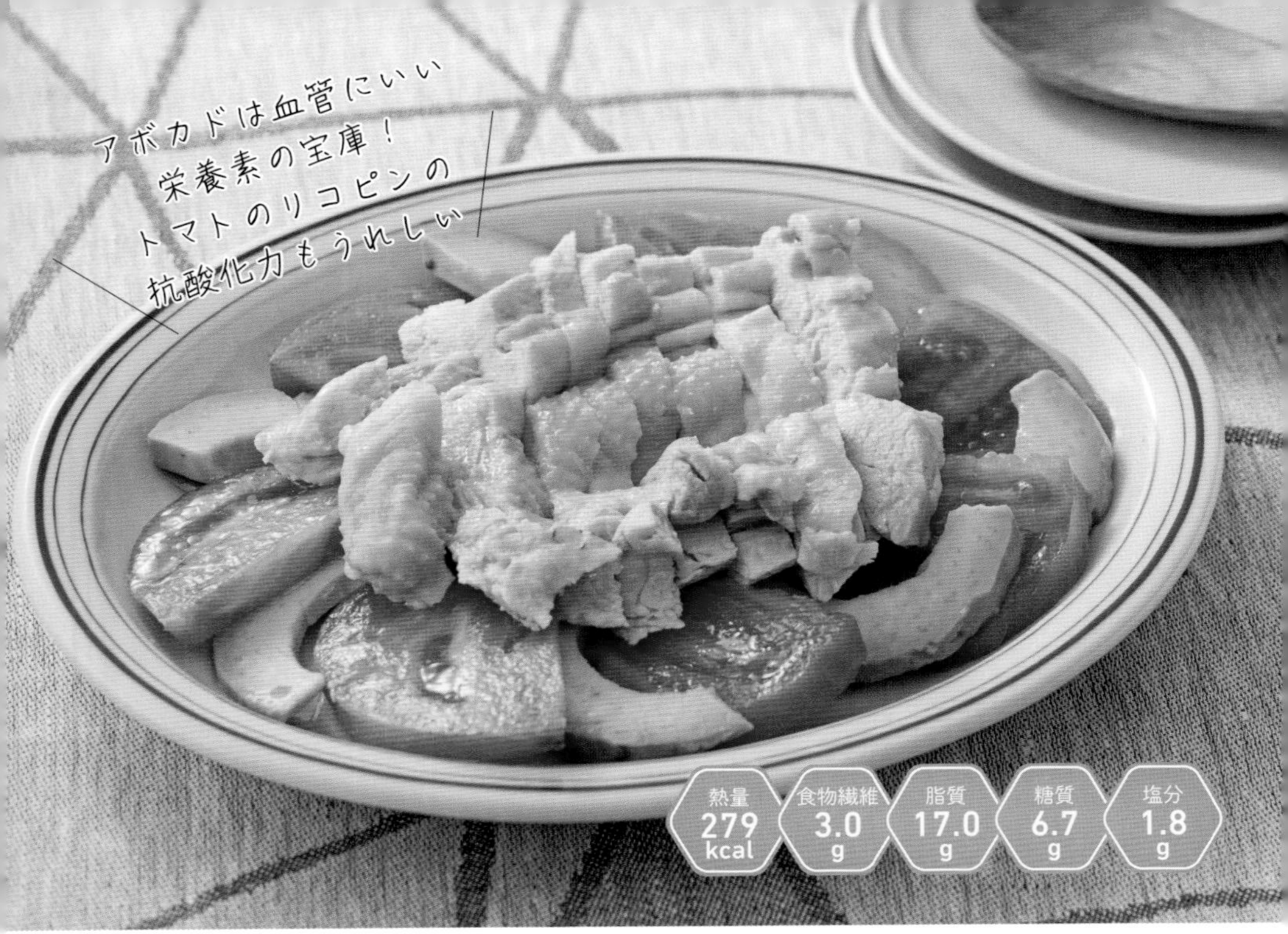
アボカドは血管にいい
栄養素の宝庫！
トマトのリコピンの
抗酸化力もうれしい
熱量 279 kcal
食物繊維 3.0 g
脂質 17.0 g
糖質 6.7 g
塩分 1.8 g

蒸し鶏とアボカド、トマトのボリュームサラダ

材料 2人分

鶏むね肉…小1枚（厚みを均一にする）
塩、こしょう…各少々
酒…大さじ1
アボカド…1/2個（食べやすい大きさに薄切り）
トマト…1個（薄切り）

A
- ポン酢しょうゆ…大さじ2
- アマニ油…大さじ1

作り方

1 耐熱皿に鶏むね肉を入れ、塩、こしょう、酒をふり、ふんわりとラップをして電子レンジで4分加熱する。そのまま粗熱をとって食べやすく切る。

2 1の蒸し汁とAを合わせる。

3 器にトマト、アボカドを並べ、蒸し鶏をのせ、2のドレッシングをかける。

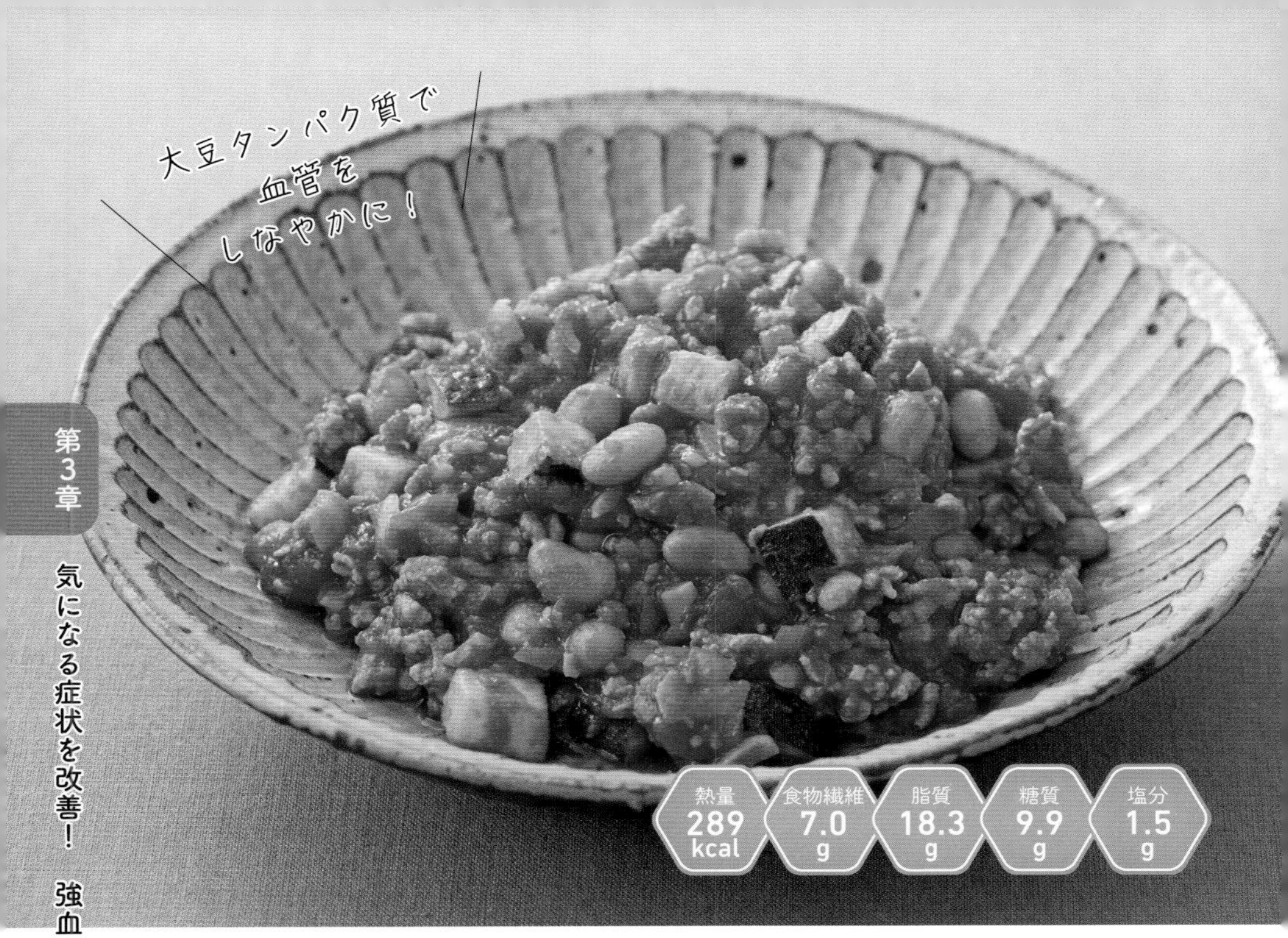
大豆タンパク質で
血管を
しなやかに！
熱量
289
kcal
食物繊維
7.0
g
脂質
18.3
g
糖質
9.9
g
塩分
1.5
g

大豆のトマト煮

材料 2人分

蒸し大豆…90g（半量をつぶす）
豚ひき肉…100g
ズッキーニ…1/4本
（7㎜角くらいのさいの目切り）
たまねぎ…1/4個（みじん切り）
ニンニク…小1かけ（みじん切り）
トマト水煮缶…1/2缶（つぶす）
オリーブ油…大さじ1
ケチャップ…大さじ1
顆粒コンソメ…小さじ1
塩、こしょう…各少々

作り方

1 オリーブ油でニンニク、たまねぎを炒める。しんなりしたら豚ひき肉を加え、ポロポロになるまで炒める。大豆、ズッキーニを加えてサッと炒める。

2 1にトマト缶、コンソメ、ケチャップを加えて5分ほど煮込み、塩、こしょうで味を調える。

冷凍OK
1カ月

つくりおきOK
冷蔵で2～3日

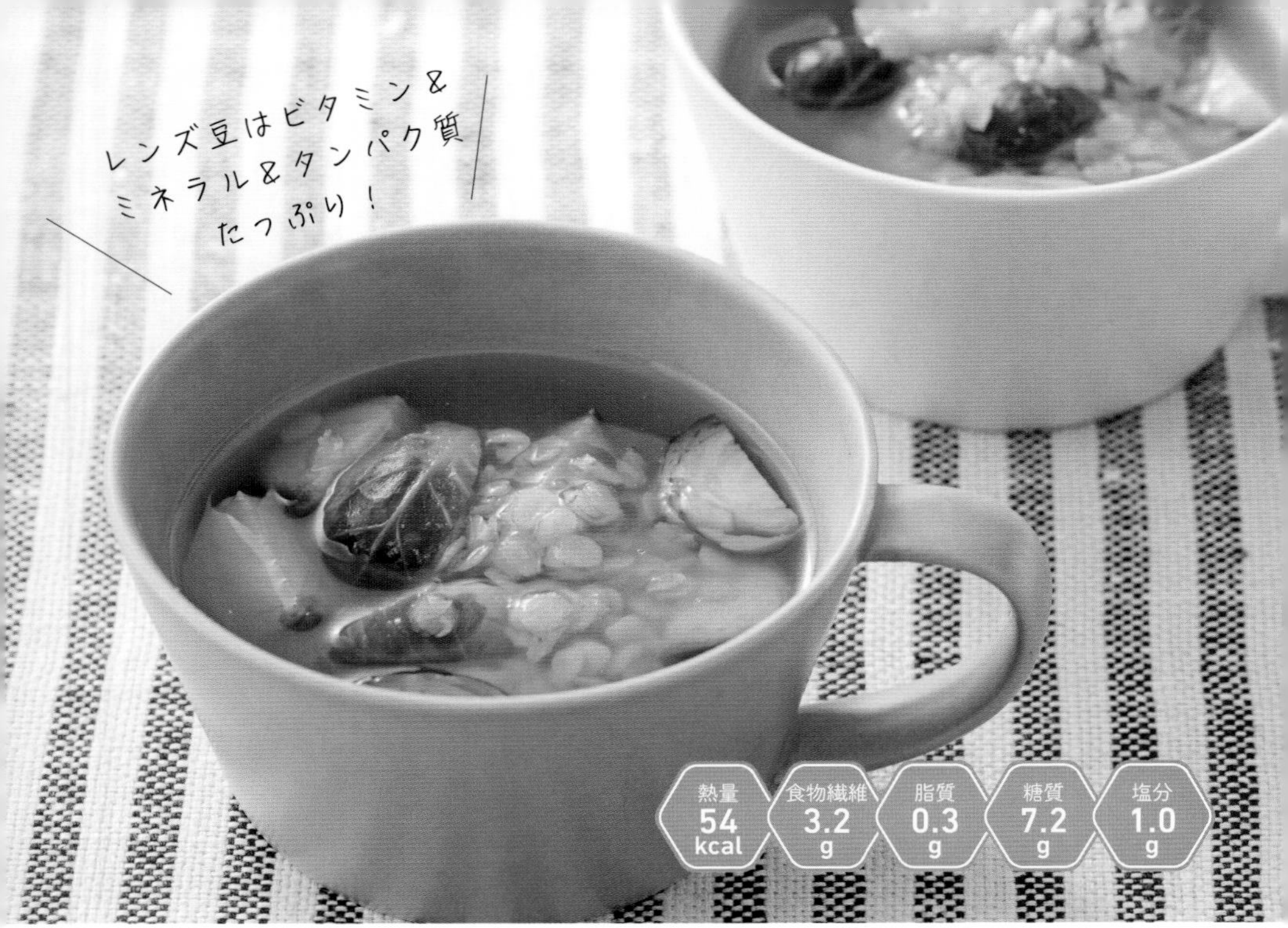
レンズ豆はビタミン&
ミネラル&タンパク質
たっぷり！
熱量 54 kcal
食物繊維 3.2 g
脂質 0.3 g
糖質 7.2 g
塩分 1.0 g

レンズ豆のカレースープ

材料 2人分

レンズ豆（乾燥）…大さじ2（さっと洗う）
芽キャベツ…4個
（4つ割りにする）
水…2カップ
顆粒コンソメ…大さじ1/2
ターメリック…小さじ1/5
（カレー粉でも代用可）

作り方

1 鍋に水、レンズ豆を入れて中火にかけ、煮立ったら、芽キャベツ、コンソメ、ターメリックを入れて10分ほど煮る。

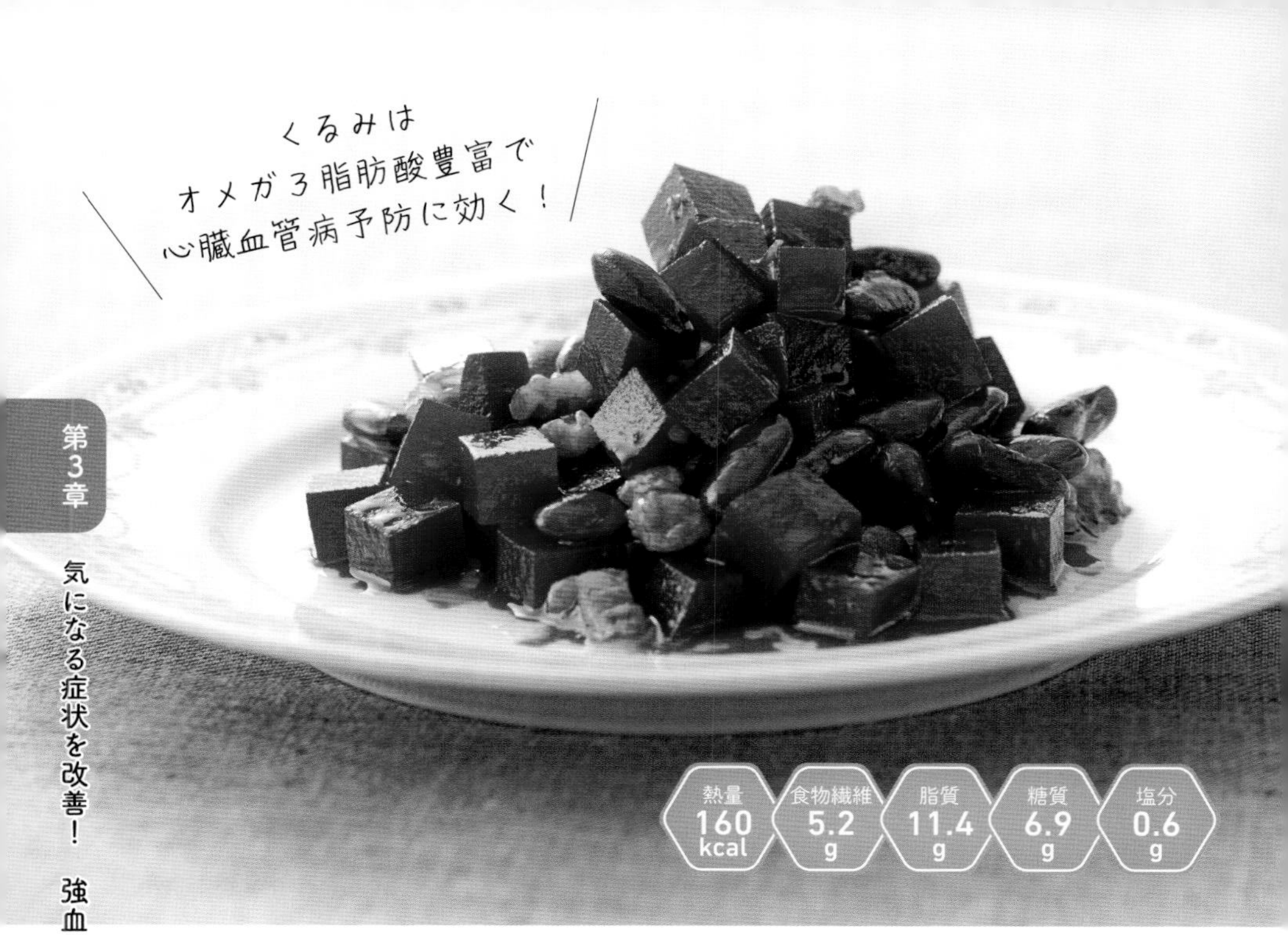
くるみは
オメガ3脂肪酸豊富で
心臓血管病予防に効く！
熱量 160 kcal
食物繊維 5.2 g
脂質 11.4 g
糖質 6.9 g
塩分 0.6 g

いんげん豆とビーツのサラダ

材料 2人分

赤いんげん豆／レッドキドニー
（ドライパックまたは水煮）…50g

ゆでたビーツ（または水煮など）
…100g（さいの目切り）

くるみ…10g
（ラップをせずに電子レンジで30秒程度加熱し、粗く刻む）

フレンチドレッシング（⇒ P.74 参照）
…大さじ2（市販品でも OK）

作り方

1　材料をすべて合わせて和える。

つくりおきOK
冷蔵で1～2日

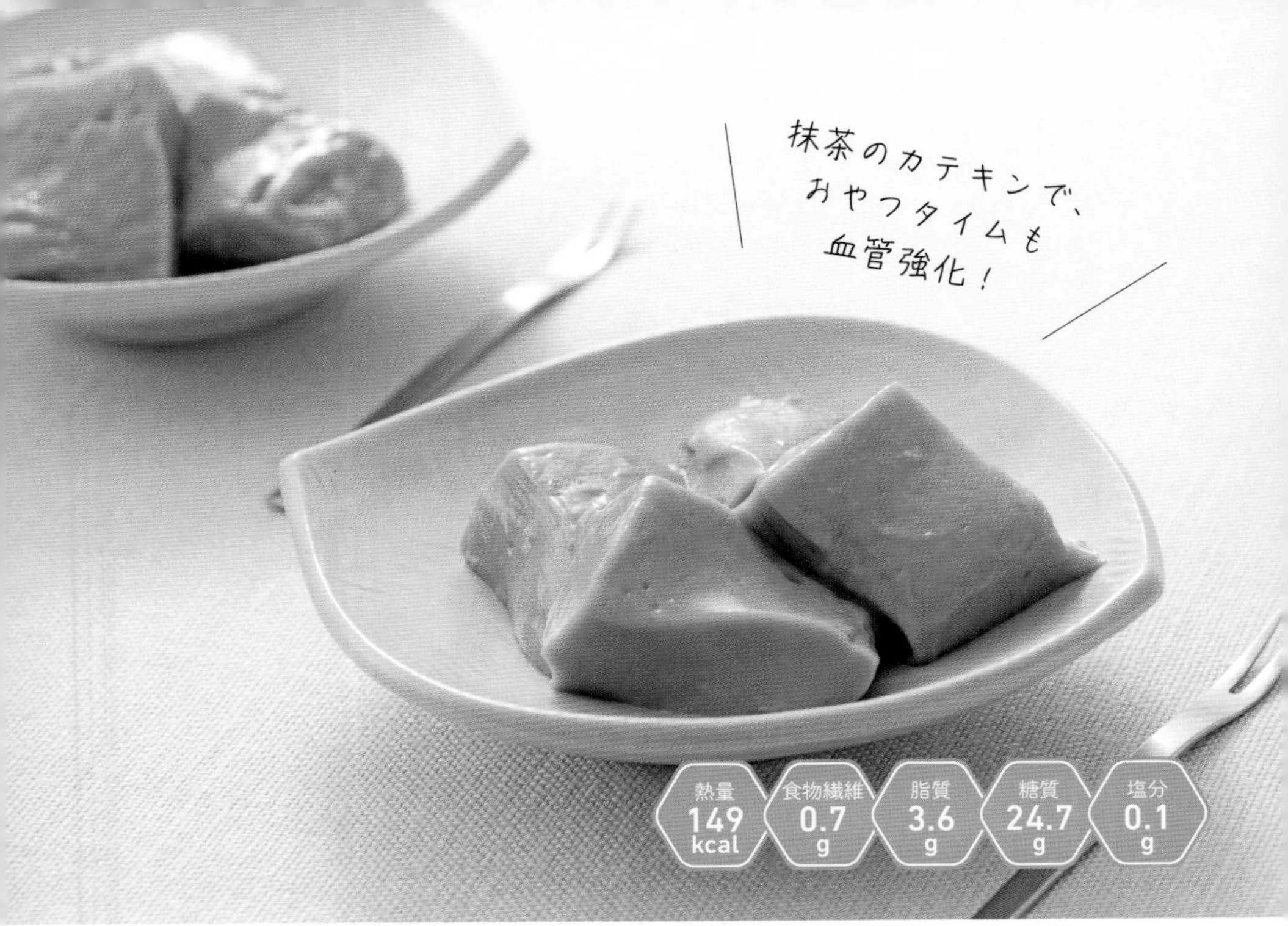
抹茶のカテキンで、
おやつタイムも
血管強化！
熱量 149 kcal
食物繊維 0.7 g
脂質 3.6 g
糖質 24.7 g
塩分 0.1 g

抹茶豆乳もち

材料 2人分

抹茶…小さじ1
調整豆乳…1カップ
片栗粉…大さじ3
きび砂糖…大さじ2
シナモンパウダー…少々

作り方

1 鍋に抹茶、きび砂糖、シナモンパウダーを入れ、よく混ぜる。豆乳を少しずつ加えて、だまにならないように溶かしてから、片栗粉を加えて混ぜる。

2 1を中火にかけ、もったりとするまで混ぜる。鍋肌から生地が離れるくらい、練って餅状にする。

3 濡らしたバットに2を入れて、厚さ2㎝くらいの板状にする。ラップをして表面を平らにし、冷まして食べやすく切り分ける（包丁を水で濡らすと、くっつきにくい）。

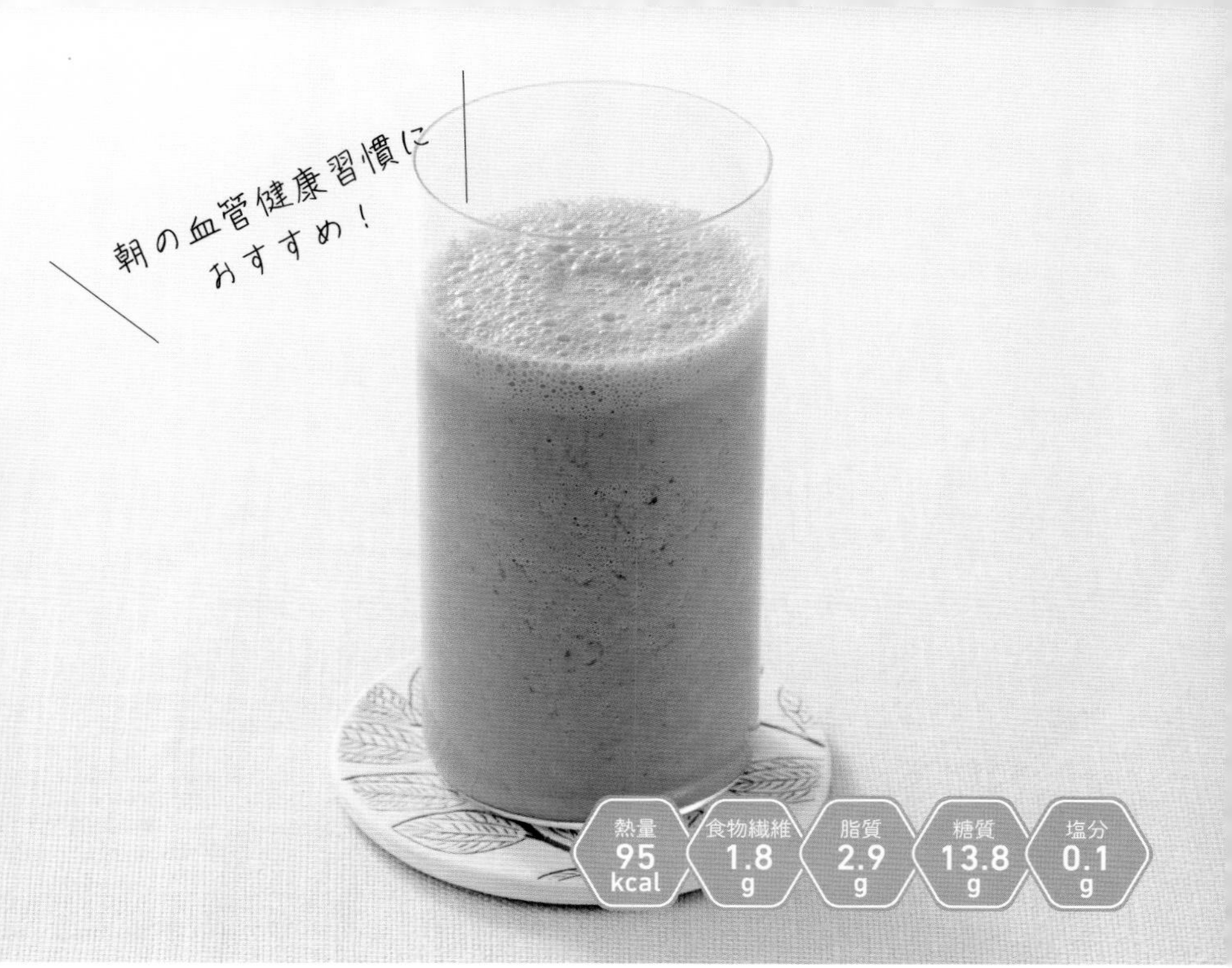
朝の血管健康習慣に
おすすめ！
熱量 95 kcal
食物繊維 1.8 g
脂質 2.9 g
糖質 13.8 g
塩分 0.1 g

サラダほうれん草、リンゴ、レモンのスムージー

材料 2人分

サラダほうれん草…1束（ざく切り）
プレーンヨーグルト…200g
リンゴ…1/2個（ひと口大に切る）
レモン…1/2個（果汁をしぼる）
はちみつ（好みで）…適量

作り方

1 サラダほうれん草、リンゴ、ヨーグルト、レモン果汁の順にミキサーに入れて撹拌《かくはん》する（軽いものから入れたほうが撹拌しやすい）。

column 3

結局、食べ方がすべて

「体にいい」という理由だけで、偏った食材ばかりを摂ってしまった経験はないでしょうか。たとえば、タンパク質が体にいいからと魚や肉ばかりを食べていると、脂質の摂りすぎになることがあります。これは血管にとっては大問題。

血管を健康にするには、いいものを摂るだけでなく食べ方そのものを変えることも大切です。そこでお伝えしたいのが３つのコツ。

１つ目は「プラス食べ」をしないこと。いつもの食事にいい食材を追加するのではなく、調理に使うサラダ油を米油に置き換える、白米を麦ごはんに置き換えるといった「置き換え」の考え方が大切です。

２つ目は「脂質の多い食べ物は手のひら１枚分に収める」こと。コンビニ弁当などを見ると、からあげと魚がセットになっているものもあります。これはあきらかに脂質の摂りすぎ。肉や魚は手のひら１枚分以下に収めることを意識しましょう。減らした分、野菜を増やすなどの心がけを。

３つ目は「１日１青菜」の心がけ。抗酸化力のある食材は血管の一番の味方なのに、現代人は圧倒的に野菜が足りていません。１日１つ青菜を摂るだけでも、体は変わります。この３点を、コンビニやスーパーに行ったときに思い出すようにしてください。

第4章

ちょいコツで血管は強くなる！すごい食事術

食事は生命を維持していくために不可欠ですが、何をどう食べるかで、健康を増進したり逆に低下させたりします。食品の賢い食べ方・選び方を学びましょう。

医師の金言

ナッツ&ハイカカオチョコを血管を疲れさせないおやつに

いつものおやつをナッツに置き換えるだけでうれしい効果が

血管強化には、栄養バランスのよい食事が欠かせません。3度の食事はもちろんですが、おやつにも気を使ってほしいところです。**一番のおすすめは、ナッツ類**。ナッツにはさまざまな効果があります。

1つ目は、**心臓血管病による死亡率を低下させる効果**。ナッツを毎日食べる人は、そうでない人に比べ、20%も死亡率が低いというデータもあります。

2つ目は、**体重増加の抑制効果**。ただし、好きなものを散々食べて、さらにナッツを食べるのはNG。いつもの間食をナッツに置き換えるなど、あくまでも、ほかのものと置き換えるという発想で。

3つ目は、**血液さらさら&抗炎症効果**。オメガ3系の不飽和脂肪酸を多く含み、かつナッツに含まれるビタミンEは血管拡張作用や抗酸化効果もあります。

4つ目は、**血糖値を下げる&がんのリスクを下げる効果**。中でも大腸がんや膵臓がんのリスクを下げたという研究報告があります。

5つ目は、**精神的なストレスを低下させる効果**です。小腹が空いたら、ケーキやスナック菓子ではなく、片手の手のひらに乗るくらいの量のナッツを食べましょう。ただし、塩を使っていないものがおすすめです。

ハイカカオチョコを１日20ｇ食べよう

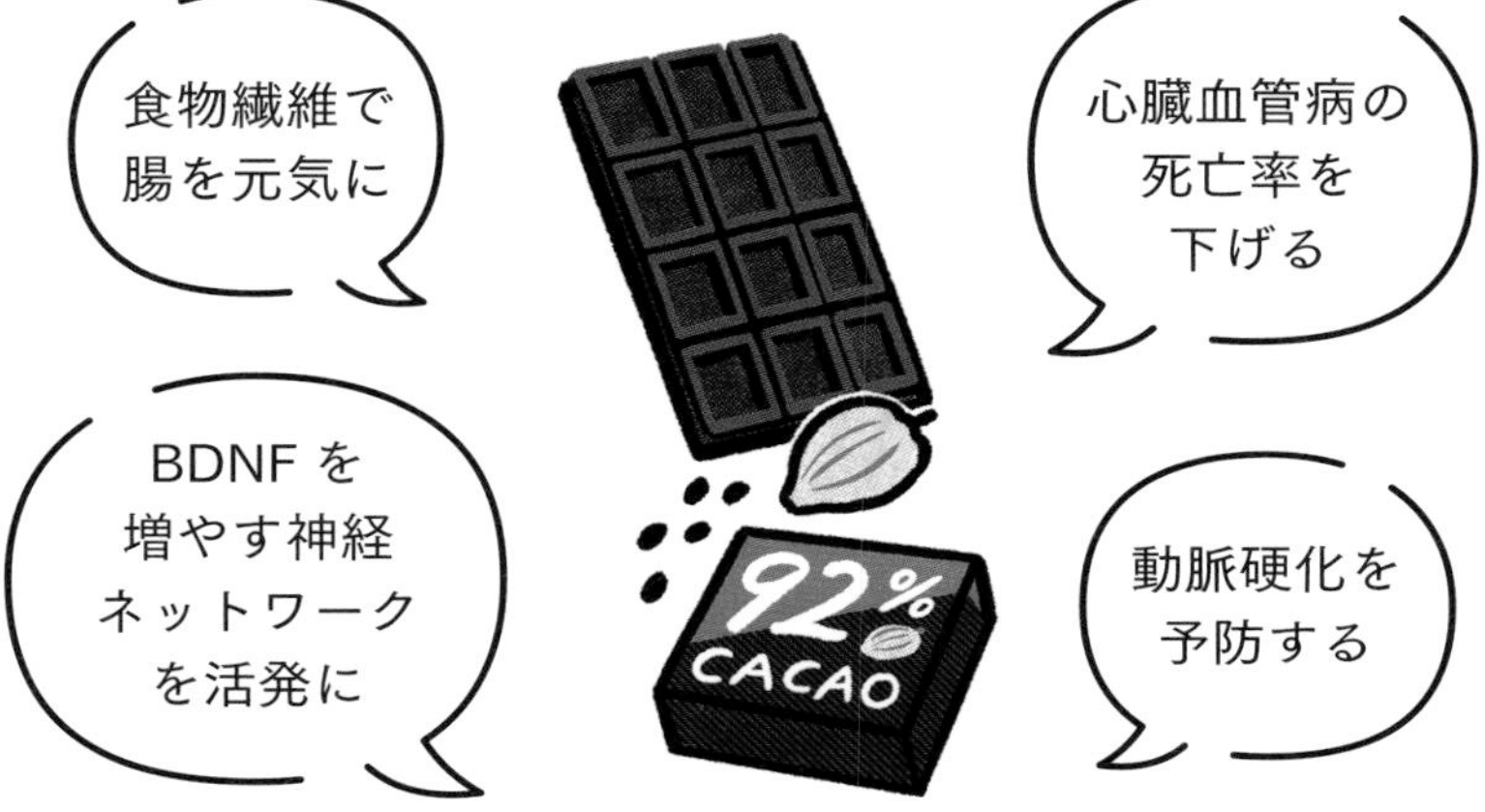
食物繊維で
腸を元気に
心臓血管病の
死亡率を
下げる
BDNFを
増やす神経
ネットワーク
を活発に
動脈硬化を
予防する
92%
CACAO

チョコを食べるならオーガニックのハイカカオチョコがおすすめ。１日20ｇを目安に摂る。

カカオポリフェノールのすごい効果

チョコレートもおすすめのおやつです。主原料のカカオには**強い抗酸化作用のあるカカオポリフェノールが豊富に含まれていて、ＬＤＬ（悪玉）コレステロール値を下げて血管を拡張させることで心臓病を予防する効果が期待できます**。

また、カカオは、脳内の神経ネットワークを活性化するＢＤＮＦという物質を増やし、集中力、記憶力、創造力を高めてくれます。さらに、カカオに含まれるテオブロミンというポリフェノールには鎮静効果があり、体や脳をリラックスさせてくれます。

カカオは１日20ｇが適量といわれています。板チョコなら横１列ほど。ただしミルクチョコではなく、**カカオ90％以上のハイカカオ**に限ります。

医師の金言

砂糖は血糖値の上昇スピードで考える！

黒糖・きび砂糖は白砂糖よりもミネラル豊富

砂糖は、さとうきびや、てん菜のしぼり汁から作られます。製造過程で、ミネラル分を含む黒い糖みつを分離したのが、上白砂糖やグラニュー糖などのいわゆる白砂糖です。黒糖（黒砂糖）は、さとうきびのしぼり汁をそのまま煮沸・濃縮して冷ましたもので、糖分のほかに**カリウムやカルシウム、鉄などのミネラルやビタミンB群を含みます**。きび砂糖は、さとうきびの糖液を煮詰めて作ったもので、**ナトリウムやカリウムを含みます**。

黒糖、きび砂糖は血糖値の急上昇を抑制する

白砂糖は体に吸収されやすいため血糖値を急上昇させます。一方、**黒糖・きび砂糖は、消化吸収がゆっくりなので、血糖値の上昇もゆるやかです**。また、黒糖に含まれるメラノイジンやフェニルグルコシドには血糖値を下げる作用があるといわれています。

きび砂糖に含まれるカリウムは、体内で余った塩分を排泄し、体内の水分バランスを整えてくれます。このことから、**きび砂糖は高血圧にも効果が期待できる**といわれています。

血糖値を上げにくいのは黒糖！

	白砂糖（100g）	黒糖・黒砂糖（100g）
エネルギー	391kcal	352kcal
ナトリウム	1mg	27mg
カリウム	2mg	1100mg
カルシウム	1mg	240mg
マグネシウム	微量	31mg
リン	微量	31mg
鉄	微量	4.7mg
亜鉛	0	0.5mg

黒糖のほうが血管にやさしい！

白砂糖は精製の過程でミネラル分が抽出されてしまっているため、黒糖のほうが栄養価が高い。

天然由来の甘味料なら血糖値が上がりにくい

砂糖は本来、血管老化を進めるので避けたい食品ですが、完全に避けるのは難しいでしょう。そのため、料理の際は、白砂糖の代わりにミネラル豊富な黒砂糖やきび砂糖を使うとよいでしょう。

また、血糖値は上げたくないけれど甘いものは食べたいという人におすすめなのは、**糖アルコールのエリスリトール※や天然甘味料のステビア**です。

エリスリトールはとうもろこしを原料とし、カロリーもほとんどないので食べても血糖値が上がりません。ステビアは南米原産のキク科の多年草から作られる甘味料で、甘さは砂糖の200～300倍ですが、小腸で吸収されないため血糖値を上げず、血圧を下げる効果もあります。

※ただし、治療中の病気によっては注意が必要なため、摂取についてはかかりつけ医に相談すること。

医師の金言

甘いものがやめられない人のための最強アイテム「はちみつ」

糖質は、一度食べるとやめられない怖い食材

甘いものを食べると、ドーパミンやセロトニンと呼ばれる脳内神経伝達物質が多く分泌され、幸福感が得られることがわかっています。

つまり、甘いものには中毒性があるのです。一度、甘いもので満たされた脳は、ふたたび同じ快楽を求めるようになり、ドーパミンやセロトニンを分泌させるために、また甘いものを欲するようになります。これを繰り返すうちに、甘いものがやめられない＝糖質依存に陥ってしまうのです。

誘惑を断ち切れないならはちみつを食べよう

では、糖質の誘惑を断ち切るためにはどうしたらいいのでしょうか。無理に我慢するとストレスになって、やけ食いに走ってしまうこともあるのでおすすめしません。

おすすめなのは、はちみつをひとさじなめること。はちみつのおもな成分はブドウ糖や果糖、オリゴ糖などです。**オリゴ糖は、消化されにくく、血糖値にほとんど影響を与えないうえに、腸内環境を整える効果もあります。**

はちみつは血糖値を早く下げる

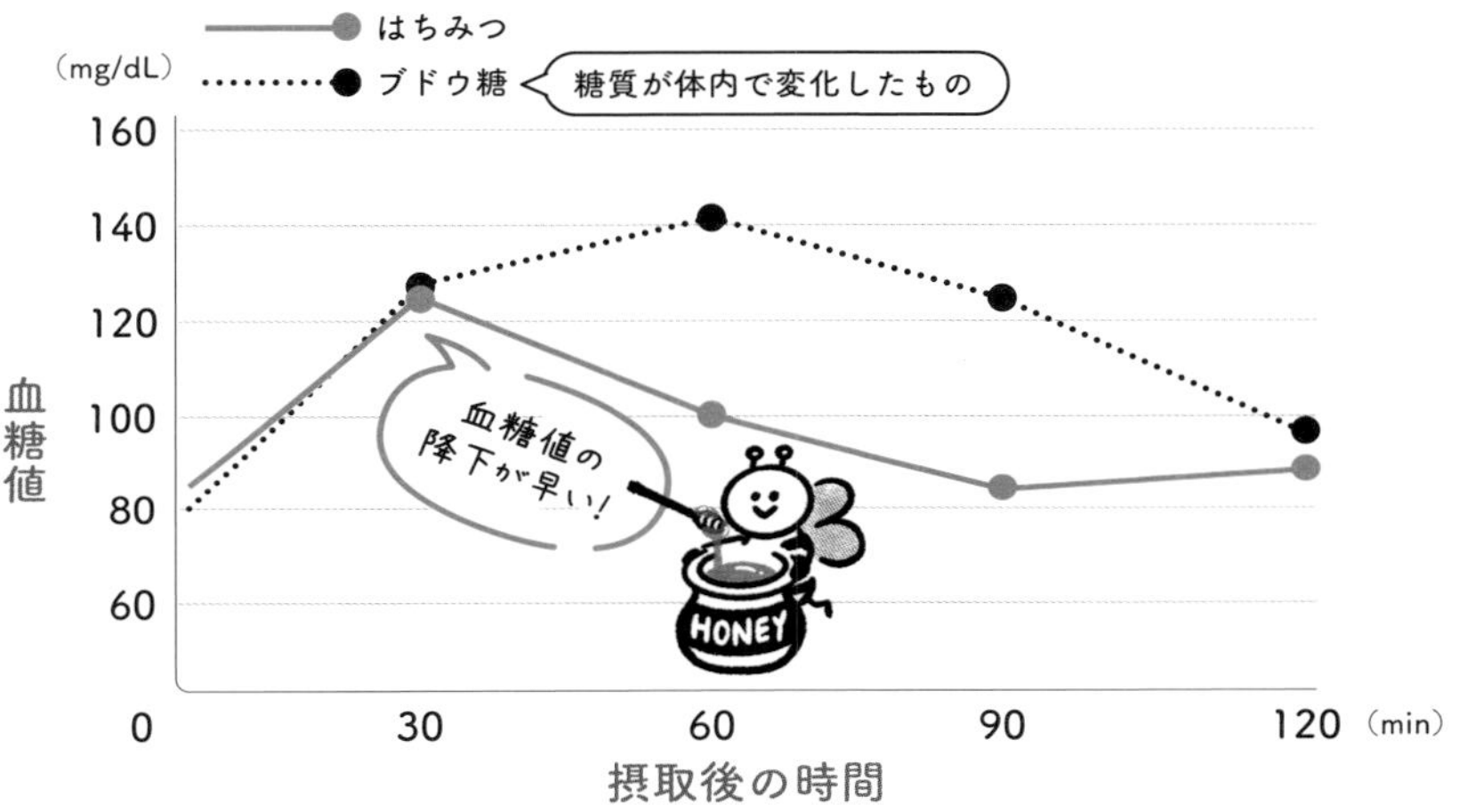

出典：https://bee-lab.jp/megumi/honey/data.html

上図は、はちみつとブドウ糖摂取後の血糖値の推移を調べたもの。はちみつは血糖値が早めに下がる。

血管への負担を軽減！低GI食品を選ぼう

GI（グリセミック・インデックス）という言葉をご存じでしょうか。GIとは食後血糖値の上がりやすさを示したもので、**GIの値が低い（低GI）ほど、血糖値が上がりにくい、つまり体によい食品**とされています。

はちみつも低GI食品の1つです。ほかにも、メープルシロップ、バナナやリンゴ、大豆の焼き菓子なども低GIなのでおやつとしておすすめです。

逆に、高GI食品は血糖値を上げやすく、糖尿病のリスクも高めます。また、急激に血糖値が上がってしまうため、眠気やだるさが強く出て、日中のパフォーマンスや、睡眠の質にまで影響することもあります。

医師の金言

野菜は抗酸化成分の宝庫！キーワードは「1日7色」

ビタミン、ミネラル、食物繊維が豊富な野菜は健康のもと

栄養バランスのとれた食事は、健康維持のために重要です。それは血管の健康にもつながります。炭水化物やタンパク質はもちろんですが、積極的に摂ってほしいのが野菜。**野菜は、血液のもととなるタンパク質のはたらきを助けてくれる、ビタミン、ミネラルが豊富です**。また、野菜に含まれる食物繊維は、血液に栄養を取り込むための入口となる腸の調子を整えてくれます。さらに野菜には、ここ数年注目を集めているファイトケミカルが多く含まれています。

ファイトケミカルは強力な抗酸化作用を持つ

ファイトケミカルとは、植物が紫外線や昆虫、有害物質などから自分の身を守るために作り出した色素や香り、辛味、アク、ねばねばなどの成分で、野菜や果物、豆類、いも類、海藻などの植物に含まれています。栄養素ではありませんが、免疫作用や、強い抗酸化作用など、体によい働きをしてくれることから、**炭水化物（糖質・食物繊維）、タンパク質、脂質、ビタミン、ミネラルと並んで、体にとって大切な成分**と考えられています。

レインボー野菜生活で血管強化！

カロテノイド
脂溶性なので脂類と一緒に食べると吸収されやすい。
- にんじん
- かぼちゃ
- ほうれん草
- トマト

ポリフェノール
水に溶けやすく体内で強い抗酸化力を発揮する。
- 大豆
- 緑茶
- ブルーベリー
- ブロッコリー

含硫化合物
硫黄を含み、血行促進、抗菌作用を持つ。
- 大根
- わさび
- キャベツ
- 玉ねぎ

野菜によって含まれる抗酸化成分は違う。毎日７色の野菜を食べることを意識すれば、多様な抗酸化成分が摂れる。

多種類のファイトケミカルでもっと健康に

ファイトケミカルは数千種類以上あるといわれ、まだ発見されていないものもたくさんあります。

たとえば大豆のイソフラボン、トマトのリコピン、ほうれん草のルテイン、緑茶のカテキン、ブルーベリーのアントシアニンもファイトケミカルです。

野菜や果物にはそれぞれ異なるファイトケミカルが含まれます。1種類の野菜だけを食べていると、摂取する抗酸化成分にも偏りが出ることに。**抗酸化力を高めるためには、できるだけ多種類の野菜を食べることが大切。「1日7色の野菜・果物を食べる」ことを意識できるとベストです。**

ちなみに、丸ごと食べる（ホールフード：⇒P.40）と、より効率よく栄養素を摂取することができます。

医師の金言

お米もパンも麺も食べてOK！血管老化防止のために賢く食べよう

糖質は血管にとって「完全な悪者」ではない

糖質摂取による血糖値の上昇は血管の負担になるとお伝えしてきたので、「糖質制限が血管強化の近道」と思われた方も多いかもしれません。ですが、「糖質ゼロ生活」はむしろ不健康を招き、筋肉量の低下、便秘、低血糖による頭痛や眠気など、さまざまな不調に襲われます。

血管に負担がかかるのは炭水化物の一気食いなどによる〝急激な〟血糖値の上昇であって、血糖値が上がること自体が〝悪〟というわけではありません。

血管に負担になるかどうかは選び方・食べ方次第

健康のためにも、糖質は1日70～130gの摂取が推奨されています。それに、みなさんお米やパン、麺はやっぱり食べたいのではないでしょうか。そこで意識したいのが糖質の「選び方」「食べ方」です。

炭水化物（糖質）は、食物繊維とともに食べることで糖が吸収されにくくなり、血糖値の上昇がゆるやかになります。そのため、炭水化物を食べるときは、**白米よりは玄米や雑穀米、白いパンよりは全粒粉やライ麦入りの茶色いパン、麺類も、十割そばや全粒粉のパ**

炭水化物は食物繊維が多いものを

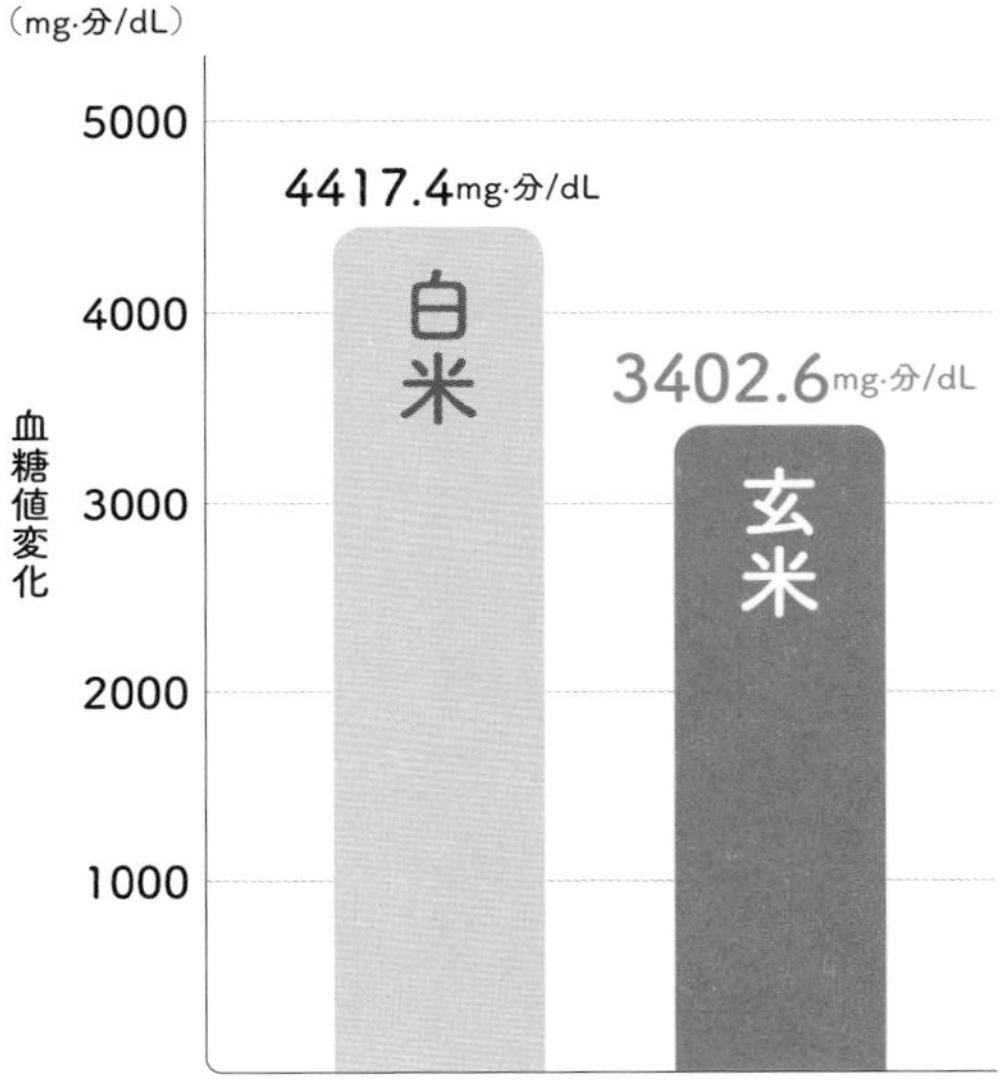

出典：
世界糖尿病学会
(IDF-WDC2013)
報告内容より作成

南インド都市部で糖尿病ハイリスク者150人を対象に、白米を使った食事と、玄米を使った食事を無作為に割り付け、試験終了後24時間の血糖値変化を測定。グラフは両者の血糖上昇曲線下面積（IAUC：時間経過にともなう血糖値増加量の面積）を比較したもので、玄米を摂ったグループのほうが血糖値の変動が低く、糖質の吸収が抑えられたことがわかる。

スタなど、食物繊維量が多いものを選びましょう。

また、根菜や海藻類、きのこなど、食物繊維が豊富なおかずを一緒に食べることも効果的です。漬物を添えたり、納豆ごはんにするのもいいでしょう。主食を食べる前に、これらのおかずを先に食べると、より血糖値の急上昇を抑えることができます。

そして、ゆっくり噛んで食べることも血糖値の急上昇を防ぎます。咀嚼《そしゃく》は満腹中枢を刺激するので、主食の食べすぎも抑えてくれます。

さらに、**朝、食物繊維が豊富な食事を摂ると、次の食事のときも血糖値の上昇を抑えることがわかっています。これを「セカンドミール効果」といいます。**

最後に、小麦製品を食べるときに注意してほしい点が1つあります。それは「グルテン」。輸入小麦に含まれる成分で、腸や血管の炎症を引き起こす可能性があるため、食材選びの際は避けられるとベストです。

医師の金言

デトックス食材で体内の有害金属を排出しよう

知らず知らずのうちに蓄積し体をむしばむ有害金属

水銀、鉛、カドミウム、アルミニウム……。これらは人体に有害な金属です。食品などを通じて体内に少しずつ蓄積し、不調の原因となります。

たとえば、アルミニウムは血流に乗って脳に蓄積されやすく、認知機能障害や集中力低下が起こります。鉛は鉄の代謝の邪魔をして貧血の原因になります。水銀は、記憶障害やイライラ、しびれ、片頭痛などを引き起こします。心臓の筋肉に入り込んで心臓機能を低下させることもあります。

血管のはたらきを阻害し体の酸化を促進する

有害金属は、食品や大気汚染、水道水、食品添加物、たばこの煙などから体に入ってきます。農薬などで汚染された土壌で育った農作物には有害金属が含まれることがあり、まぐろなどの大型の魚は水銀やカドミウムが高濃度で蓄積するといわれています。

有害金属は一度体にたまると排出されにくく、脳神経にダメージを与えます。また、腎臓や肝臓の負担となり、血管内皮細胞のはたらきを阻害します。そして活性酸素を産出して、体の酸化も促進します。

有害金属はいち早くデトックスを

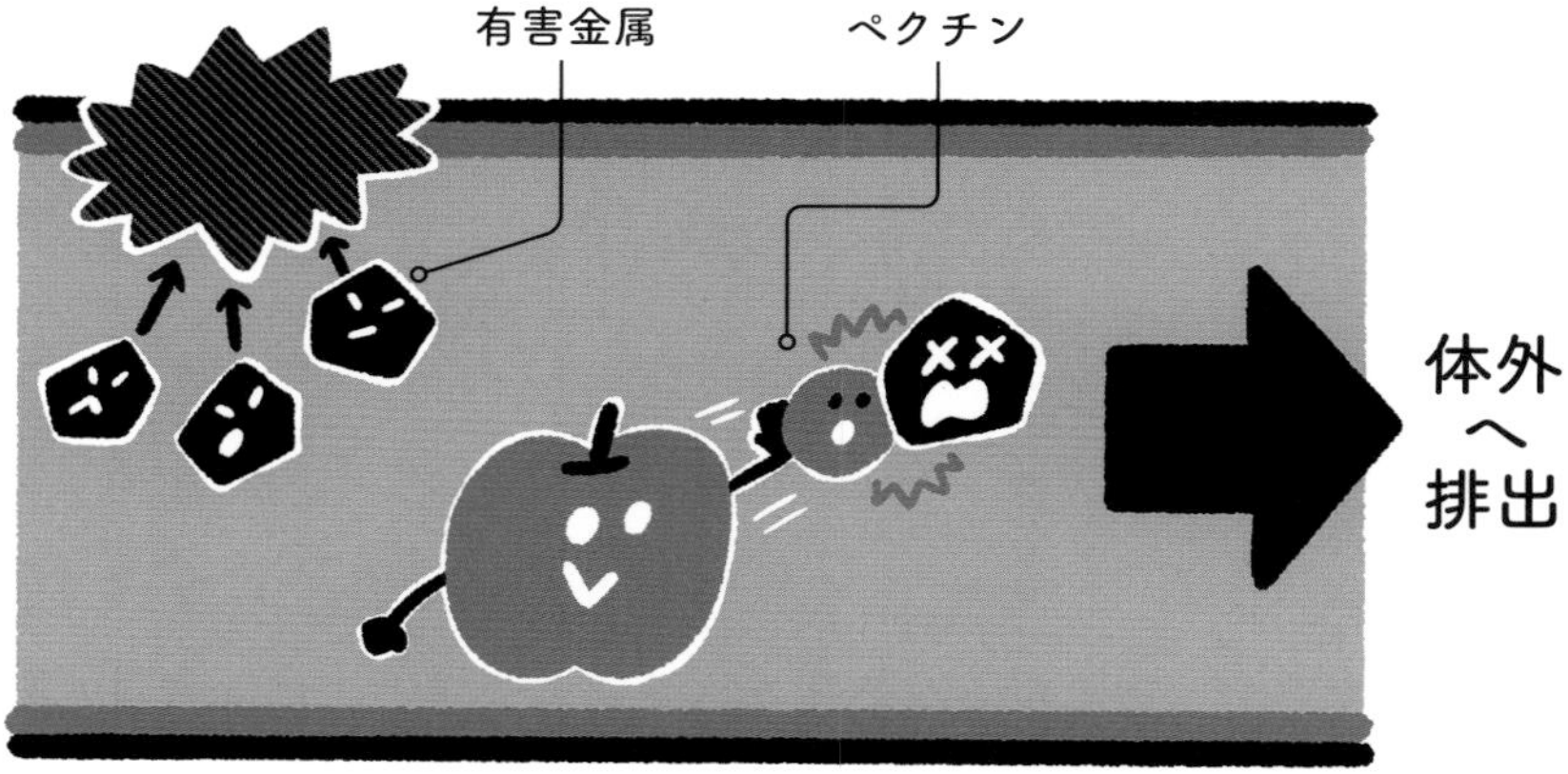

有害金属は血流にのって血管を傷つける。ペクチンなど、排出作用のある栄養素を含む食材を摂ろう。

排出に役立つミネラルを食材から摂取しよう

有害金属から体を守るためには、有害金属を含むものを食べないことも重要ですが、入ってしまったものを出すこと（デトックス）も大事です。

有害金属には、それぞれ、その金属の排出を促す「拮抗ミネラル」があります。**鉄、カルシウム、マグネシウム、セレン、亜鉛は有害金属の排出に有効です。**食事やサプリメントで積極的に摂りましょう。

そのほか、リンゴのペクチン、たまねぎのケルセチン、玄米のフィチン酸、ごぼうのイヌリン、ニンニクの硫化アリル、カリフラワーのイソチアネートなど、有害金属にくっついて、体外に排出してくれる成分もあります。

医師の金言

テンポよく噛むと幸せホルモンが出て血管の緊張がやわらぐ

心と体のリラックスが血管老化を防ぐ

緊張や疲れから血管にストレスがかかると、血管を広げてくれるNOの産生量が減少し、血管が硬くなり老化が進みます。**血管のストレスを取り除くためには、心身をリラックスさせて副交感神経を優位にすることが大事です。**

幸せホルモンとして知られるセロトニンは、交感神経と副交感神経のバランスを保ち、ストレスを軽減する効果があります。セロトニンをたくさん放出する生活をして、血管のストレスを改善しましょう。

セロトニンを簡単に増やす3つの方法

セロトニンは、規則正しく単調な運動によって活性化されます。日常生活で、セロトニンの分泌を高める方法は3つ。

1つ目はウォーキングやジョギングなどの有酸素運動です。ポイントは、同じ速さ、同じリズムで続けることです。早歩きと普通歩きを交互に繰り返す「インターバル速歩」は、心肺機能を高める有酸素運動の1つですが、セロトニンの分泌には、インターバル速歩よりも、同じペースで歩くほうが効果的です。1日30

リズムを意識してごはんを食べよう

1 一定のリズムで
1、2、3、4♪と
リズムよく噛む。

2 回数を多く
咀嚼を続けるほどセロトニンの分泌が促される。

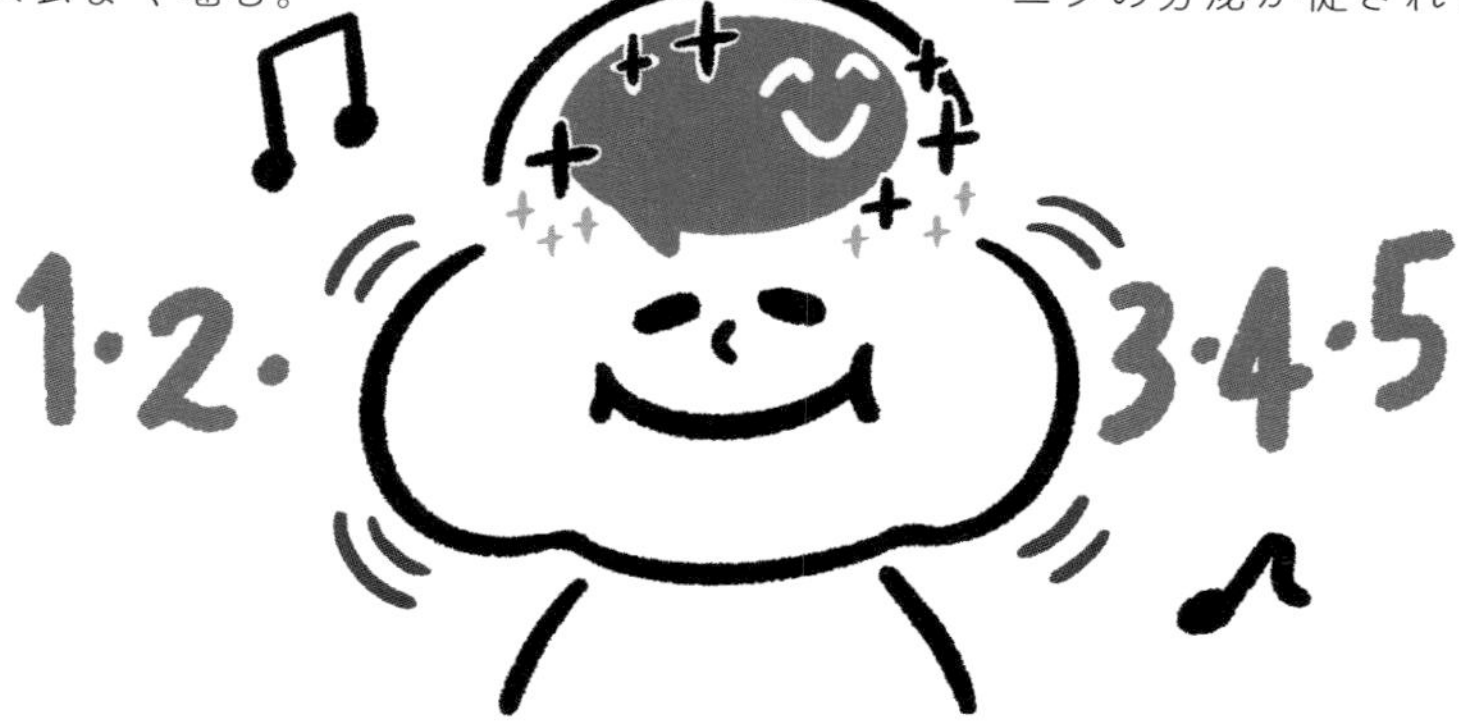

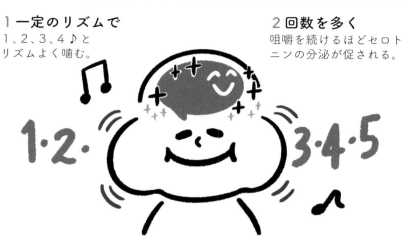

セロトニンは規則正しい運動を好む。食事の際は一定のリズムでテンポよく噛み続けることが大切。

分、週5回のウォーキングが理想ですが、1日20分、週3～4回でもやらないよりは効果があります。

2つ目は、意外かもしれませんが歯みがきです。歯みがきは単調な動きの繰り返しなので、セロトニンが出やすいのです。

そして3つ目は、咀嚼運動です。食べたものをリズミカルによく噛むことでもセロトニンが出ます。食事のときだけに限らず、たとえばガムを噛むだけでもOK。ただし、ガムは糖分が含まれているため、糖質オフ・またはゼロのガムがおすすめです。

セロトニンは、規則正しいことが好きです。毎朝同じ時間に起きて、夜、同じ時間に寝る。これだけでもセロトニンが分泌されます。毎日寝る時間が違う人は、規則正しい生活にあらためましょう。夜勤があるなど、仕事の都合で生活が不規則になるという人は、だからこその有酸素運動、歯みがき、咀嚼です。

医師の金言

好きな人は要注意？炭水化物（糖質）の重ね食べは超危険

炭水化物の重ね食べは血管が悲鳴を上げる食べ方

お好み焼きやたこ焼きをおかずにして白米を食べる、うどんやそばと、おにぎりやいなり寿司をセットで食べる、ラーメン&チャーハンを食べる。そういった食べ方が好きな人、いませんか？　お好み焼きも、たこ焼きも、うどんもラーメンも、おもな材料は小麦粉（炭水化物）。これに白米を食べたら、炭水化物の重ね食べになってしまいます。白米＋肉じゃがなど、イモが中心のおかずも同様です。これは、血管にとっては恐ろしい組み合わせです。

血管だけでなく睡眠の質にも影響を与える

糖質の過剰摂取は血糖値の急上昇を招き、血管を老化させせます。でも影響はそれだけではありません。たとえば夜遅い時間に炭水化物の重ね食べをして、すぐに寝てしまうと、急激に上がった血糖値を下げるためにインスリンがたくさん出ます。そうすると今度は血糖値が下がりすぎることに。**睡眠中に急激に血糖値が下がると、交感神経が優位になり、寝汗をかいたり、眠りが浅くなったりするなど、睡眠の質にも影響するのです。**

主食×主食の組み合わせはやめよう

NG
ラーメン ＆ チャーハン

NG
お好み焼き ＆ ごはん

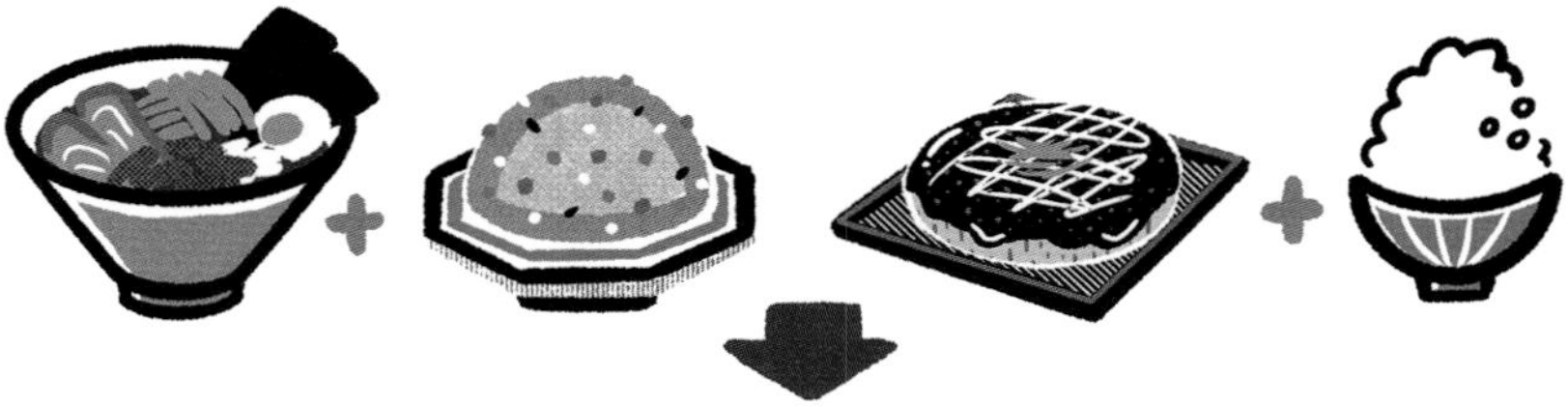

動脈硬化＆心臓血管病のリスクUP

炭水化物の重ね食べは、満足感を得られる一方、血管老化という代償をともなう。

歯周病と糖尿病の意外な関係

また、**炭水化物の重ね食べをよくする人は、そうでない人と比べて、歯周病になるリスクが1・2倍高い**というデータがあります（東京都健康長寿医療センター研究所）。

歯周病は細菌感染による慢性の炎症で、炎症によって発生する化学物質が血流にのって体内をめぐり、インスリンのはたらきをさまたげます。そのため血糖コントロールができなくなり、糖尿病を発症しやすくなります。また、糖尿病になると、細菌に対する抵抗力や細胞の修復力が低下し、歯周病にかかりやすくなります。

そのほか、**歯周病は動脈硬化や心臓病のリスクも高める**こともわかっています。

医師の金言

食事は腹7分目がベスト！満腹レコードの更新をSTOP

摂取カロリーを減らせば長寿遺伝子が活性化する

昔から、「腹8分目に医者いらず」といわれてきました。それを裏付けるように、最近の研究で、**摂取エネルギー量（カロリー）を制限することで、細胞を若返らせたり、活性酸素を除去したり、動脈硬化や糖尿病などの病気を予防してくれる長寿遺伝子（サーチュイン遺伝子）が活性化することがわかってきました。**

長寿遺伝子に関する研究は、各国で盛んに行われていて、それらによると、1日に必要なカロリーを25～30％減らすことで、長寿遺伝子のはたらきが増加することがわかっています。

腹8分目というよりは、腹7分目ほどでしょうか。成人男性が1日に必要なカロリーは2000～2400キロカロリー。**腹7分目にするには、1400～1680キロカロリー**ですね。

ただし、極端なカロリー制限は栄養不足を招き、疲れやすくなったり、健康を害したりしてしまうこともあるので注意しましょう。

逆に、毎食、満腹になるまでごはんを食べていると、胃はどんどん大きくなり、食べられる最大量も更新されていきます。満腹レコードの更新は肥満を招き、メタボリックドミノにつながります。

肥満細胞の増加は血管を傷つける

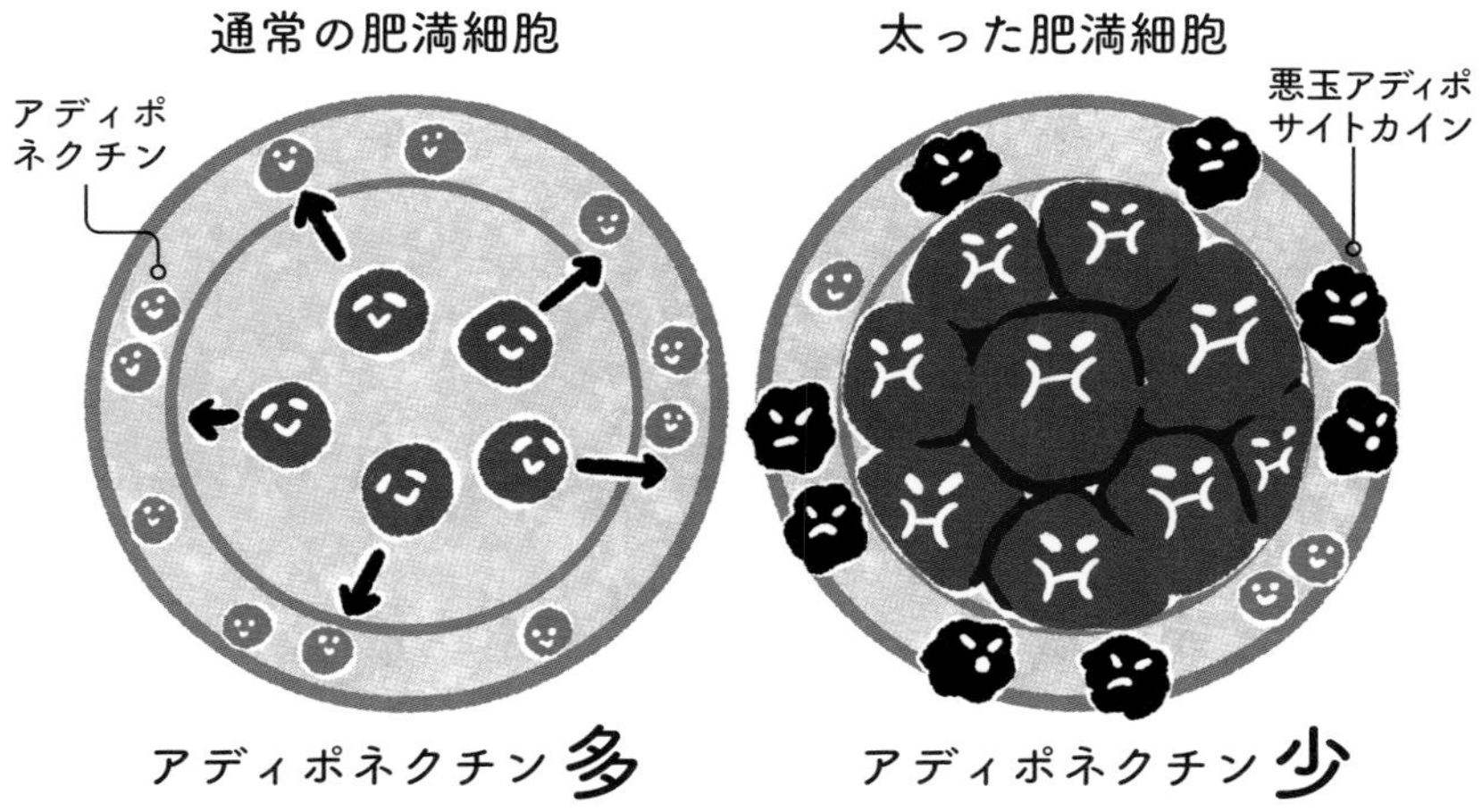

悪玉アディポサイトカインは血管を傷つける。食べすぎを防止してアディポネクチンを増やそう。

肥満は、血管の味方になるアディポネクチンを減らす

肥満によって内臓脂肪が増えると、アディポサイトカインという物質が分泌されます。アディポサイトカインには悪玉と善玉があり、脂肪細胞が肥大する（太る）と悪玉が増えます。悪玉アディポサイトカインは、インスリンのはたらきを邪魔したり、動脈硬化を促進したり、肥満を助長したりします。

善玉アディポサイトカインには、アディポネクチンとレプチンがあります。**アディポネクチンは、インスリンのはたらきを正常にし、血液中の脂質や中性脂肪を低下させ、動脈硬化を防ぐだけでなく、傷ついた血管を修復するはたらきもあります。**

レプチンは、代謝を促進して、糖が中性脂肪に合成されるのを防ぎます。

血管にいい？ファスティングのメリット・デメリット

エネルギー源が糖質から脂質にチェンジ

間欠的《かんけつてき》ファスティングは、1日のうちに16時間程度、何も食べない時間を作る食事法です。たとえば、夜7時に夕食を食べたら、翌朝11時まで食べません。この間、何も食べないわけですから、糖質（エネルギー）が供給されなくなります。すると、糖質の代わりに脂質を代謝してエネルギーを作り出します。そのため、体に蓄積された脂肪分が落ちていきます。カロリー制限よりも比較的ラクに脂肪が落ちるので、非常に人気が高まっているダイエット法です。

デトックスや細胞の活性化などの効果が

間欠的ファスティングには、減量以外にも、飢餓状態を作ることで細胞をデトックスして活性化したり、ミトコンドリアのエネルギー生産をアップできたり、胃腸を休ませられたりするなど、さまざまな効果があります。また、何も食べない時間は血糖値が上がらず、血糖値を下げるためのインスリン分泌量が減ります。**インスリンは、出すぎると動脈硬化や高血圧を進めてしまう**ため、この点でもファスティングにはメリットがあります。

インスリン分泌のしくみ

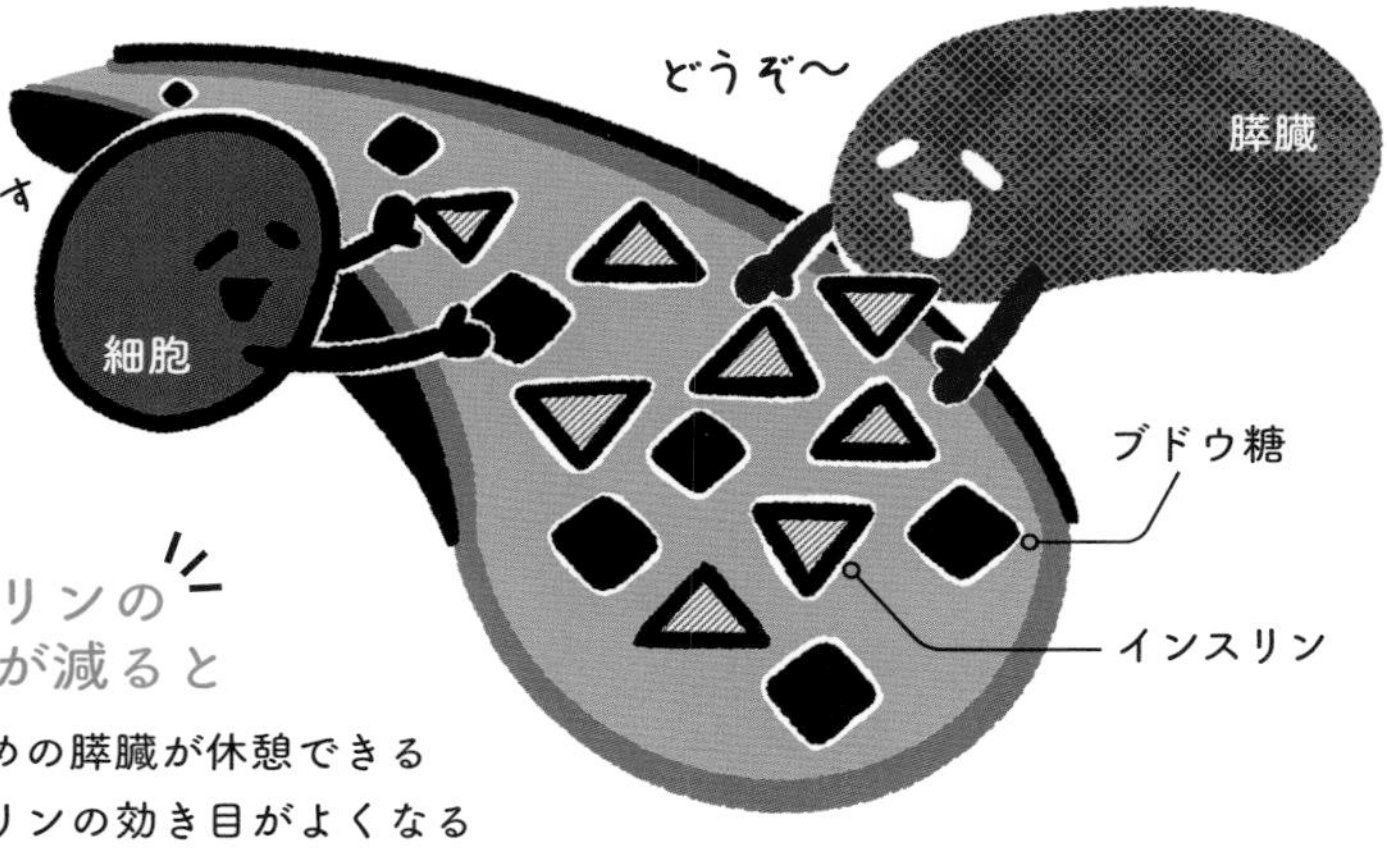
糖を取り込みます

インスリンの分泌量が減ると
・働き詰めの膵臓が休憩できる
・インスリンの効き目がよくなる

膵臓から分泌されたインスリンは、血液中のブドウ糖を細胞に取り込むよう促し、血糖値をコントロールする。

ファスティングが合わない人もいる

ただし、ファスティングの際に注意が必要な人もいます。それは**糖尿病の治療などでインスリンを注射している人**です。薬の成分が体内に残っているときにファスティングをすると、低血糖を招きます。次に危ないのは**副腎疲労を起こしている人**。副腎は、腎臓の上にある小さな臓器で、ホルモンの分泌を担います。体が強いストレスを受けると、副腎はコルチゾールという「ストレスと戦うためのホルモン」を分泌し続けます。その状態が続くと、最終的にコルチゾールを分泌できなくなります。これが副腎疲労です。ファスティングは体にあえて「エネルギーカット」というストレスを与える行為。副腎の負担をさらに増大させ、副腎疲労は悪化し、血圧調整などができなくなります。

医師の金言

芋焼酎＆納豆は最高の組み合わせ！血栓が溶ける最強晩酌

お酒は適量であれば血行促進などのメリットが

お酒は、**適量であれば、血行を促進したり精神的なストレスを発散したり、動脈硬化を予防するＨＤＬ（善玉）コレステロールを増加させたりする効果があります**。

適量とは、日本酒なら1合（180ミリリットル）、ビールなら大瓶1本（633ミリリットル）、ウイスキーならダブル1杯（60ミリリットル）、ワインならグラス2杯（240ミリリットル）程度です。どんなに多くても2合で止めるのがいいでしょう。

焼酎、泡盛は血栓を溶かす成分の放出を促す

飲みすぎは、肝障害や膵炎、脂質異常症、高尿酸血症、高血圧症、がんなど、さまざまな病気を引き起こします。アルコール依存症のリスクもあります。

飲む量を減らすなら、少しでも体にいいお酒を飲みたいところ。おすすめは焼酎と泡盛です。これらには、**血栓を溶かすｔ-ＰＡ、ウロキナーゼの放出を促す成分が含まれている**という研究結果が出ています。

芋焼酎は、なんと香りをかぐだけでもｔ-ＰＡが増えます。ポリフェノールの一種であるアントシアニン

焼酎・泡盛は血栓を溶かす物質を増やす！

適量は1日120mℓまで！

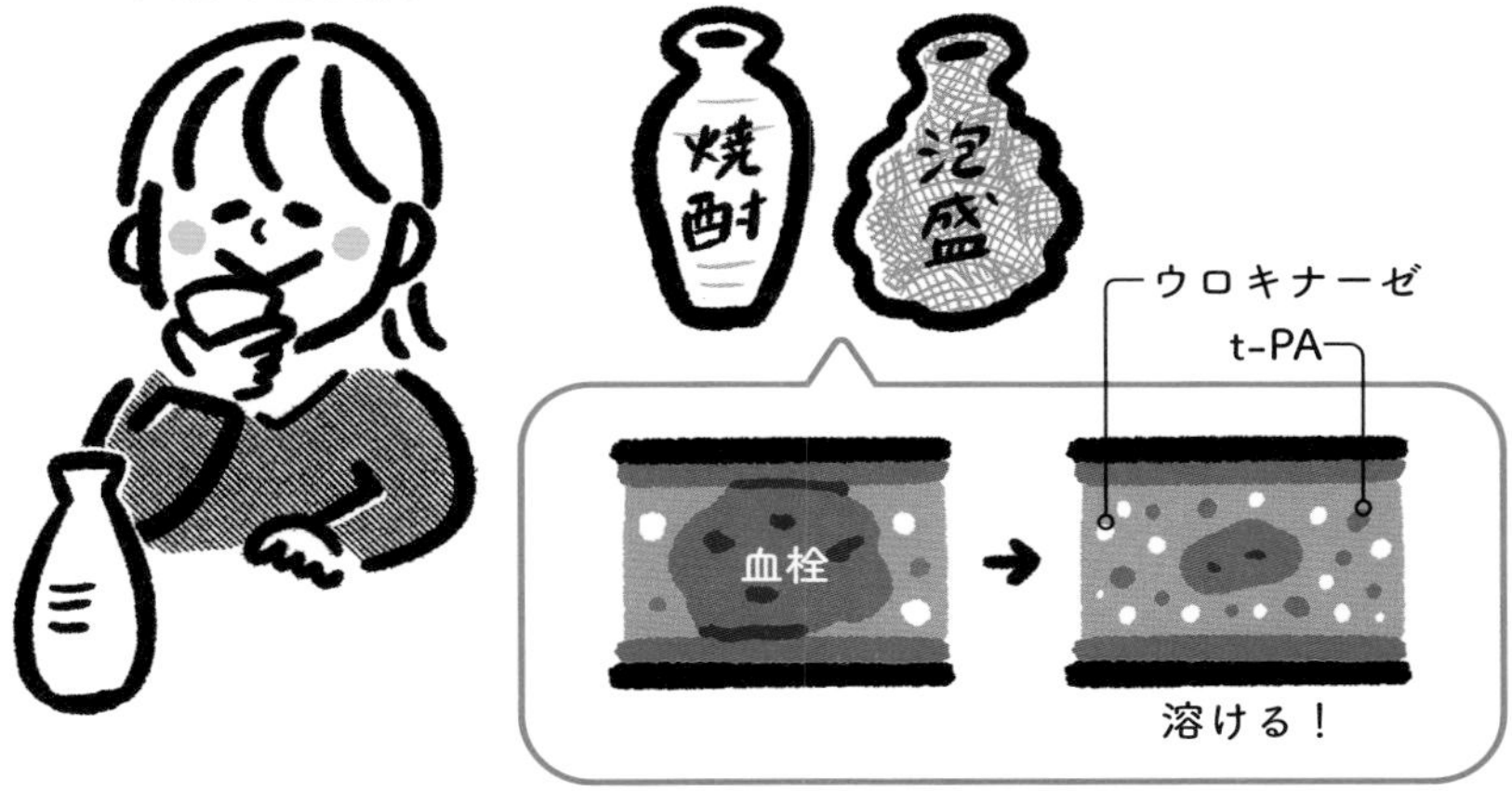

焼酎や泡盛は、血栓を溶かす作用を持つウロキナーゼ、t-PA の放出を促す。

も含まれているので、血液をさらさらにしてくれます。また、焼酎や泡盛は、低カロリー、低糖質、プリン体ゼロという点からもおすすめ。添加物の入ったプリン体ゼロ飲料や、糖質オフ飲料を飲むくらいなら、焼酎や泡盛を選びましょう。

ただし、飲めば飲むほど血栓が溶けるわけではありません。**１２０ミリリットル（アルコール分30ミリリットル）までが適量です。**

つまみに納豆を合わせれば血管はもっと喜ぶ

つまみには納豆が好相性。納豆に含まれるナットウキナーゼには、血栓の主成分でもあるフィブリンを分解して溶かす作用や、血栓溶解酵素であるウロキナーゼのはたらきを活性化する作用、ｔ-ＰＡの量を増大させるはたらきがあります。

医師の金言

血管を広げたいなら赤ワインでポリフェノールを摂取しよう

高脂質な食生活を送っていてもフランス人は健康体

バターたっぷり、肉たっぷりの食事は動脈硬化の原因となり、心疾患や脳卒中などを引き起こします。ところが、**フランス人はそのような食生活を送っているにもかかわらず、心疾患による死亡率が低いことがわかっています**。この不思議な現象は「フレンチパラドックス」と呼ばれています。

なぜこのようなことが起こるのか。その秘密は、フランス人が好む赤ワインに含まれるポリフェノール「**レスベラトロール**」にありました。

長寿遺伝子を活性化させるレスベラトロール

レスベラトロールには、長寿遺伝子（サーチュイン遺伝子）の活性化、強い抗酸化作用による抗老化、脳の活性化、アルツハイマーの予防、抗がん作用、肥満減少など、さまざまな効果が見つかっています。

また、**レスベラトロールは血管をやわらかくし、動脈硬化を改善するはたらきもあります**。

動脈硬化は、脂肪分の多い食事などによって血液中にＬＤＬ（悪玉）コレステロールが増え、これが酸化して血管の壁に付着することで起こります。

悪玉コレステロールがたまるのを防ぐ

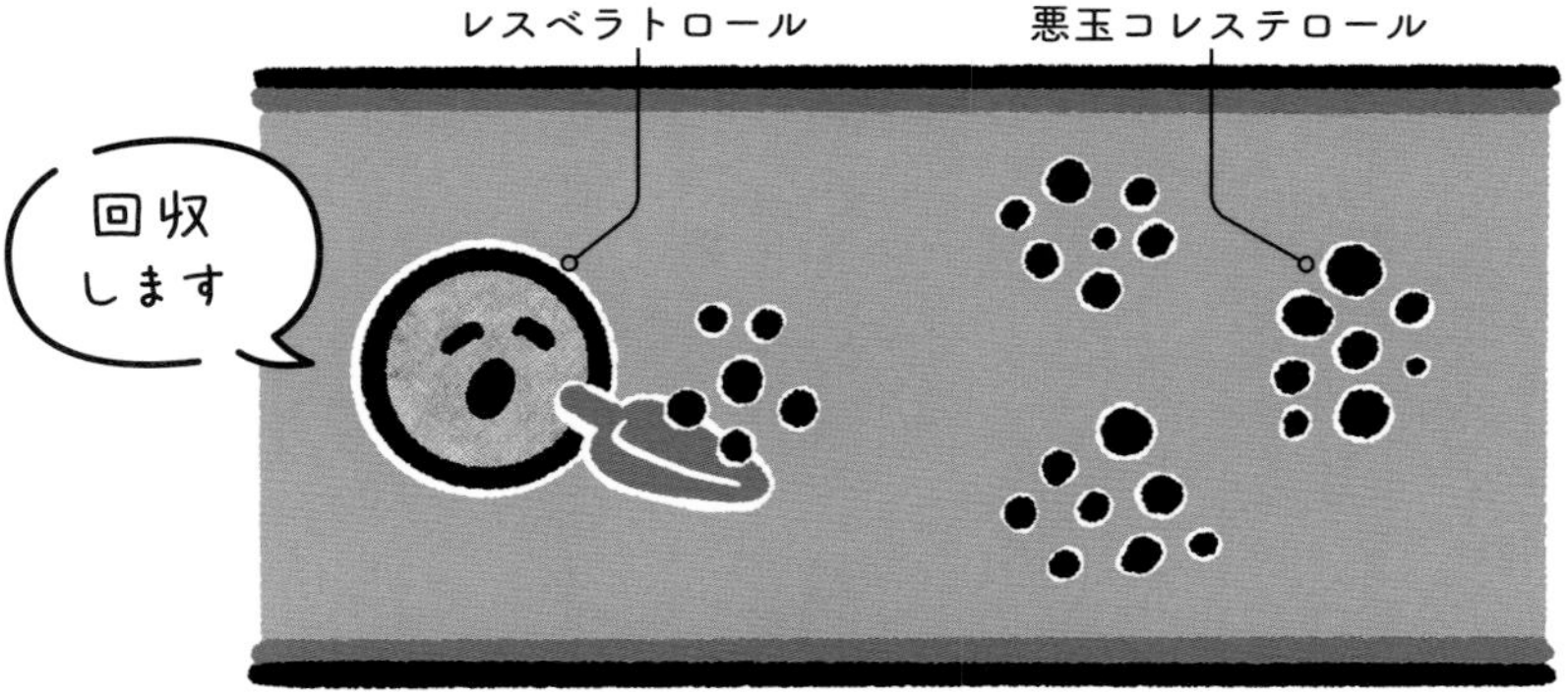

悪玉コレステロールを回収
➡ 血液をさらさらにし、血管をしなやかにする

赤ワインに含まれるレスベラトロールというポリフェノールは、血液中の悪玉コレステロールを減らしてくれる。

ところが、レスベラトロールを摂取すると、**抗酸化作用によってLDLコレステロールの増加と酸化を防ぎ、動脈硬化が起こらなくなる**のです。

しかも、血管を広げるNOの産生を増やし、血管がやわらかくなることも確認されています。

レスベラトロールを摂取したいのであれば、ワインと同様の方法で作られ、最後の工程でアルコールを抜いたノンアルコールワインもおすすめ。アルコール分がないだけで、レスベラトロールの成分は残っていますし、アルコールゼロなのでヘルシーです。

赤ワインは日本酒や焼酎に比べて低カロリーです。糖質も日本酒やビールの半分程度と健康的。

とはいえ、お酒であること、そしてぶどうは「糖」であることに変わりはないので、飲むとしてもほどほどにしましょう。

医師の金言

寝起きのレモン白湯が血管を救う！

目覚めの元気スイッチに熱めの白湯を飲もう

朝から健康を意識してスタートすると、その日1日をいい気分で過ごすことができます。朝の健康習慣はいろいろありますが、誰でも簡単に続けられ、しかも効果抜群の方法を1つ紹介しましょう。

それは、**レモン汁を入れた1杯の白湯を飲む**ことです。白湯の温度は50度くらいがいいでしょう。マグカップに入れて10秒ほど持っていると熱く感じるくらいの温度です。この習慣で、血管を元気にすることができます。

朝一番の白湯が命を救う

なぜ白湯なのか。人は夜寝ている間、汗をかき、起床時には脱水状態になっています。**白湯を飲むことで脱水が解消されます**。

これだけなら水でもいいのでは、と思うかもしれませんが、50度程度の白湯というところがポイントです。

朝は末梢の血液やリンパがどろどろしてよどんでいます。朝一番に心筋梗塞や脳梗塞が多いのもこのためです。**白湯で体を温めることでよどみが改善されて末梢循環がよくなります**。お腹も温まるので、胃腸の状態もよくなり、消化もよくなります。

レモン白湯にはうれしい効果がいっぱい

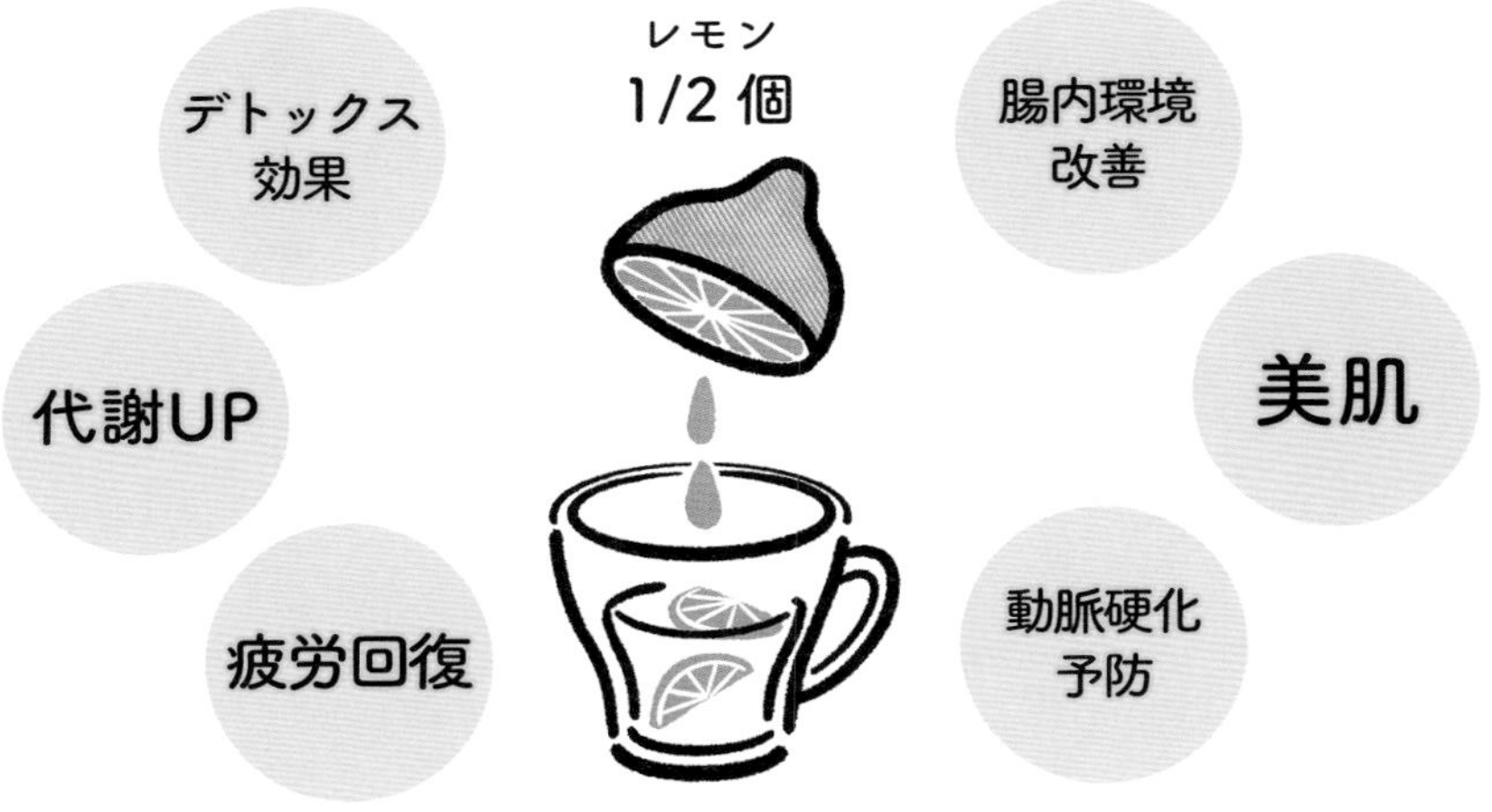

レモン
1/2個
デトックス
効果
腸内環境
改善
代謝UP
美肌
疲労回復
動脈硬化
予防

レモンは健康にうれしい効果がいっぱい。白湯に 1/2 個分しぼる、もしくはスライスを入れて飲もう。

レモンを加えるだけでデトックスにもなる

白湯を飲むことにもう1つ工程をプラスできそうなら、白湯にレモン汁を加えましょう。レモンは医者いらずといわれるほど健康によい効果があります。

1つは**デトックス（解毒）効果**です。特に肝臓細胞の再生や分解を促進してくれます。もう1つは、レモンの成分である**クエン酸がミネラルの吸収を促進したり、代謝をよくしたり、疲労を回復してくれること**。

また、ビタミンCは美肌によく、コラーゲンを生成してターンオーバーを促進します。そのほか、脂肪の蓄積を抑制したり、抗菌作用や腸内環境の改善、動脈硬化や血栓予防にも効果があります。

まさにいいことづくし。白湯＋レモンは最強の健康法なのです。

医師の金言

食後はリンゴ酢で決まり！血糖の上昇を抑えてくれる

無ろ過のリンゴ酢は体によいバクテリアや酵素の宝庫

リンゴ酢（アップルサイダービネガー）は、リンゴを発酵させて作ったお酢で、非常に高い健康増進効果があります。

リンゴ酢には、ろ過したものと、無ろ過のものがあります。**選ぶときは無ろ過のものにしましょう**。リンゴ酢を作る過程で、体によいバクテリアや酵素が作られるのですが、ろ過することによってこれらの有効成分が捨てられてしまうからです。

高血糖、高血圧を改善しダイエットにも効く

リンゴ酢には、さまざまな効果があります。

まず**血糖値の改善**です。4週間、パンとリンゴ酢を食べた人とパンだけを食べた人の血糖値を調べると、**リンゴ酢と一緒に食べた人はそうでない人より31％も血糖値が下がった**という実験結果が報告されています。

また、高血糖や糖尿病の人は、インスリンがはたらきにくくなっています。そういった状態を「インスリン抵抗性」と呼ぶのですが、リンゴ酢は、インスリン

リンゴ酢の効果的な飲み方

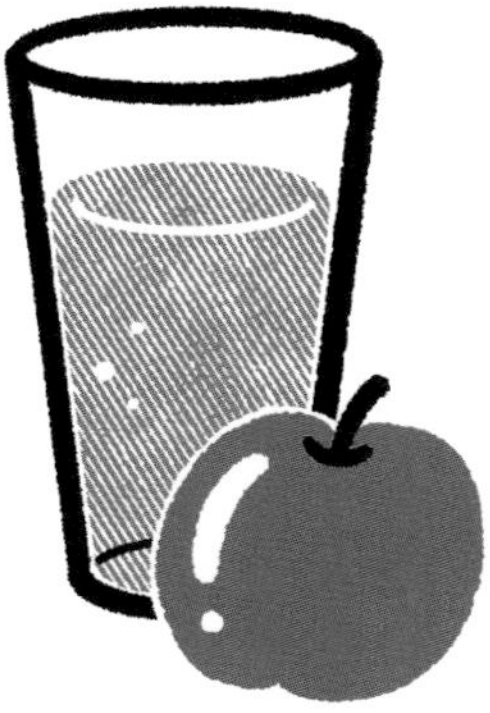

〈材料〉

- リンゴ酢 …… 大さじ2
- 白湯 …… 200 ～ 300cc
- ショウガ汁またはシナモン …… 少々
- レモン汁 …… 少々
- はちみつ …… 少々

すべての材料をよく混ぜて飲む。リンゴ酢は、食事中または食後に飲むと効果的。1日1杯飲めばOK！

抵抗性を改善する効果もあります。つまり、**体内でのインスリンの効き具合をよくする**ということです。

次に**ダイエット効果**です。12週間、1日に大さじ1杯のリンゴ酢を摂取した人は、体重が平均1・8キログラムも落ちたというデータがあります。

酢酸には脂肪を燃焼し、脂肪の蓄積を防ぐはたらきがあります。また、満腹感を高める効果もあり、その結果、体重の減少につながるのです。

さらに、**LDL（悪玉）コレステロールや中性脂肪を減少させる効果**、血圧を下げる効果もあります。

リンゴ酢は、空腹時にいきなり飲むと胃に負担をかけてしまいます。食後血糖値を下げる効果もあるので、食事中または食後に飲みましょう。

飲むときは6～8倍に薄め、1日大さじ2杯までにするのがおすすめです。

医師の金言

コーヒーを飲むならフィルターを通したものに

ポリフェノールが活性酸素を除去 摂りすぎはマイナスも

コーヒーに含まれるカフェインは脳を覚醒させ、集中力を上げる効果があります。

また、ポリフェノールの一種であるクロロゲン酸も含まれていて、活性酸素を除去したり、肌荒れを改善したりします。

一方、カフェインの摂りすぎは、イライラや不安感を強めたり、熟睡できなくなったりするといった話も。そういったことから、「コーヒーは1日1杯まで」というイメージもあります。

フィルターを通すとコレステロールを除去できる

しかし、最近の調査で、コーヒーを1日3～4杯飲む人は、まったく飲まない人に比べて死亡リスクが24％も低いことがわかりました。心疾患死亡・脳血管疾患死亡の危険度も大幅に下がっていたのです。これはどうしてでしょうか。

コーヒーに含まれるクロロゲン酸には、活性酸素除去以外にも、血糖値を改善し、血圧を調整する作用、抗炎症作用があるといわれています。また、カフェインが血管内皮機能の改善に寄与したのではないかとも

フィルターを通すだけで血管への負担が減る！

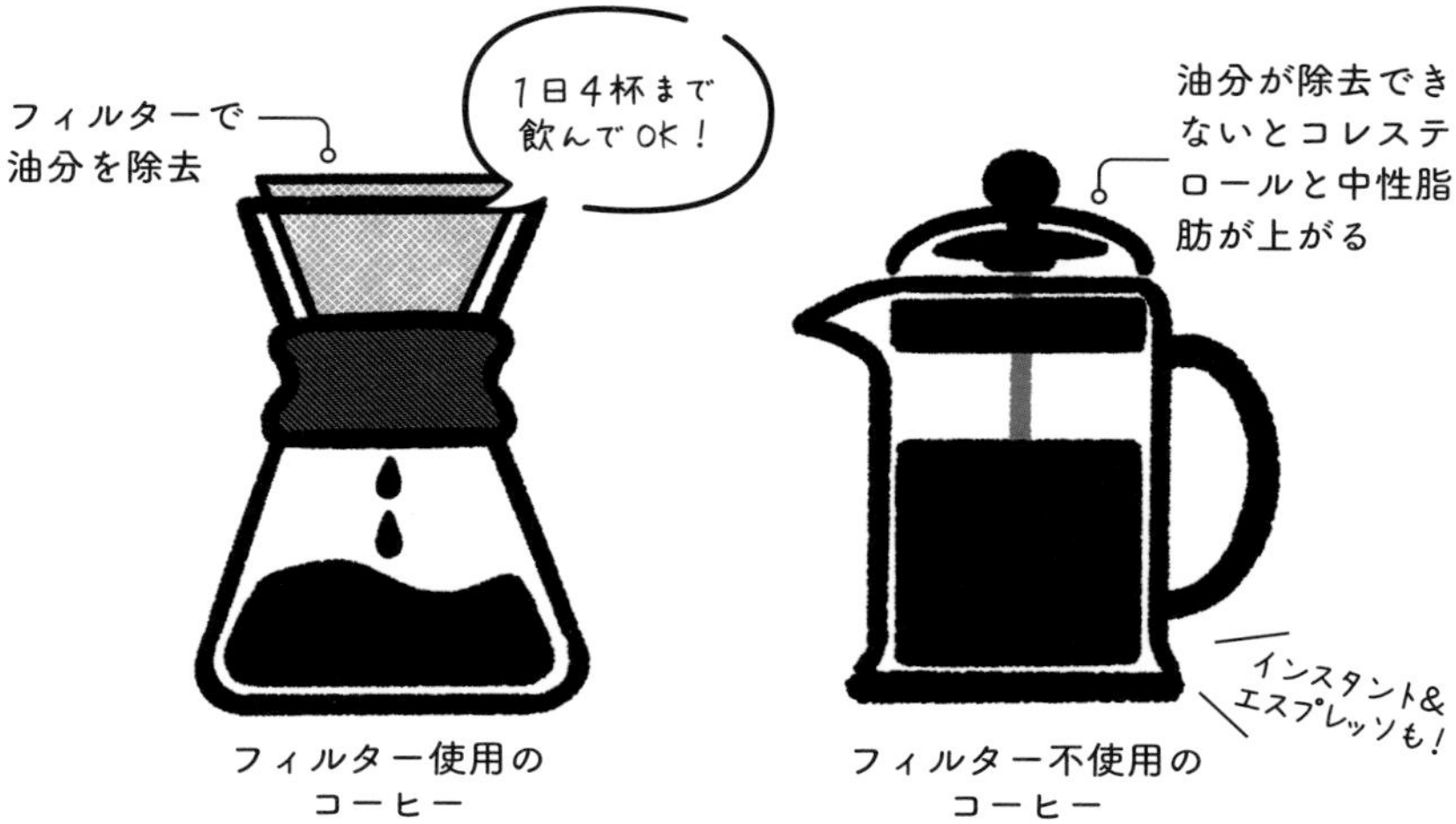
フィルターで
油分を除去
1日4杯まで
飲んでOK！
油分が除去できないとコレステロールと中性脂肪が上がる
インスタント＆
エスプレッソも！
フィルター使用の
コーヒー
フィルター不使用の
コーヒー

フィルターがあるかないかで、油の成分量は30倍も異なる。フィルターを通したコーヒーを飲もう。

考えられています。

1日のコーヒー摂取量には諸説ありますが、健康な人であれば1日4杯までは飲んでも問題ないといえそうです。では、コーヒーならどんな種類のものでもいいのでしょうか。血管の健康を考えたい人には、ペーパーフィルターを通したコーヒーをおすすめします。**コーヒー豆に含まれる油分には、コレステロールや中性脂肪の値を高める作用があります。それが、フィルターによって除去されるのです。フィルターを通したコーヒーと通していないコーヒー（インスタントコーヒー・エスプレッソコーヒーなど）では、油の成分量は30倍も異なるといわれています。**ただし、疲労感があるときに、喝を入れるために飲むのはNG。カフェインが逆に疲労感を強めてしまうことがあります。頑張るためではなく、リラックスするためのアイテムとしてコーヒーを扱いましょう。

医師の金言

ルイボスティーは血圧を下げる最強の血管健康アイテム！

マグネシウムで健康維持不老長寿のお茶

お茶には、体によい成分が含まれるものが多いですが、中でも最強なのがルイボスティーです。アフリカで昔から飲まれているお茶で、不老長寿のお茶とも呼ばれています。ルイボスティーにはカフェインが含まれていないので、就寝前に飲むとリラックス効果が得られます。また、マグネシウムも多く含まれています。マグネシウムは健康維持に欠かせないミネラルの1つです。体内の酵素を活性化させ、代謝機能を高める効果があります。

血管を強くする4つの効果

健康によいルイボスティーですが、血管には特にすぐれた効果を発揮します。

1つ目は、**抗酸化作用**です。ルイボスティーに含まれるケルセチンには強い抗酸化作用があり、血管老化の原因となる活性酵素を除去してくれます。

2つ目は、**コラーゲンの生成**です。ルイボスティーに含まれるルチンという成分がその役割を担います。コラーゲンはタンパク質の一種なので、筋肉や血管を作るもとになり、血管を強くしてくれます。

血管を強くする４つのすごい成分

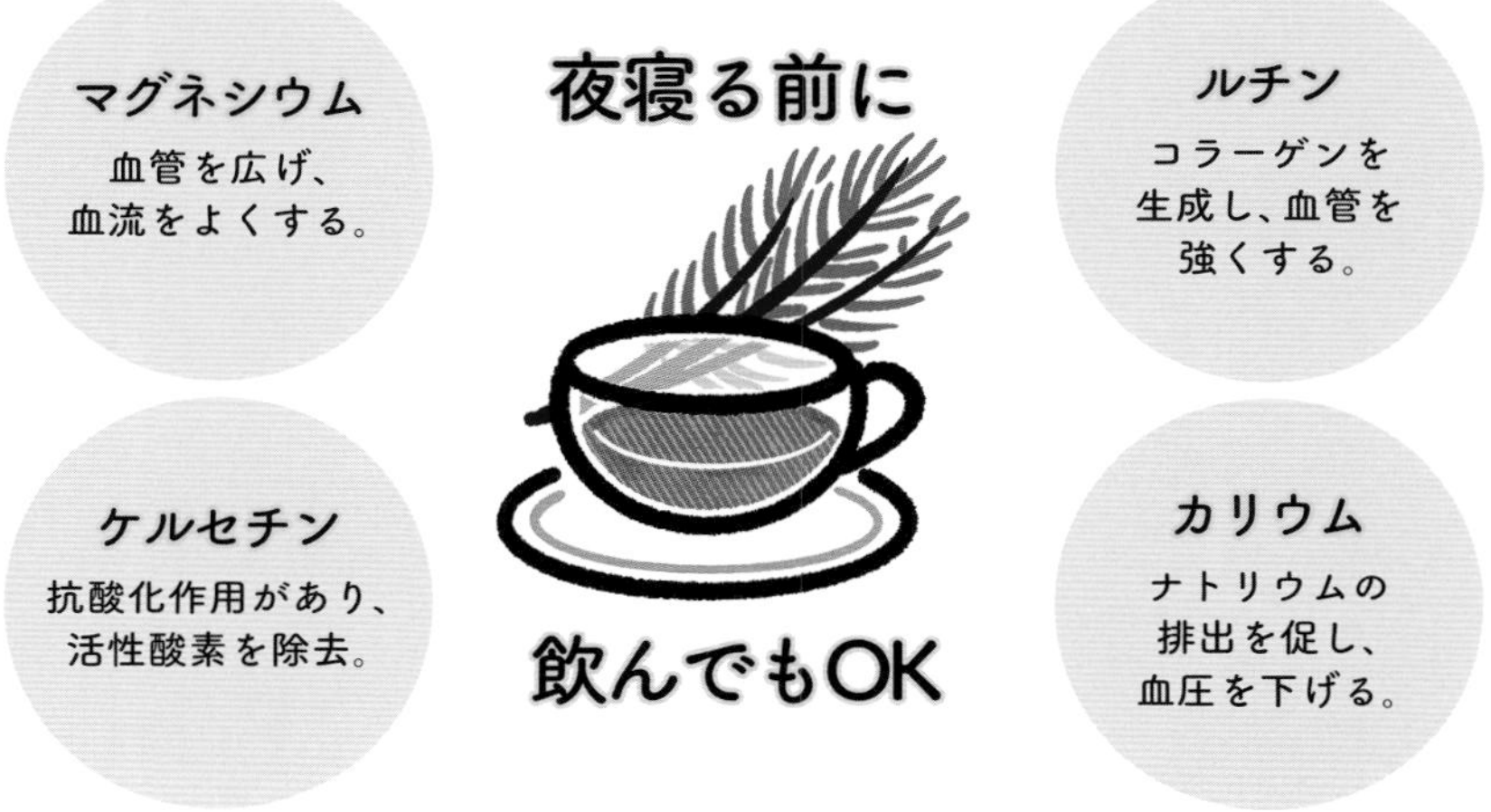
マグネシウム
血管を広げ、
血流をよくする。
夜寝る前に
飲んでもOK
ルチン
コラーゲンを
生成し、血管を
強くする。
ケルセチン
抗酸化作用があり、
活性酸素を除去。
カリウム
ナトリウムの
排出を促し、
血圧を下げる。

ルイボスティーは血管によい成分がたくさん入っている。毎日１杯は飲もう。

３つ目は、**血流を改善すること**です。マグネシウムには血管拡張効果があるためです。

４つ目は、**血圧を下げる効果**です。血圧上昇の最大の敵はナトリウム、つまり塩分です。塩分を摂りすぎると体に水分がたまり、血液の量が増えて血圧が上がります。しかし、ルイボスティーに含まれるカリウムがナトリウムの排出を促進し、血圧を下げてくれるのです。

ルイボスティーだけでなく、**「お茶」は血管の強い味方**です。これまで伝えてきたように、緑茶に含まれるカテキンも強い抗酸化作用があり、悪玉コレステロールを分解し、動脈硬化を改善します。桑の葉茶は糖質の吸収を抑えるため、血糖値の急上昇を抑制してくれます。食前に飲むとより効果的です。

血管を健康にするために、1日1杯お茶を飲むことを心がけましょう。

医師の金言

野菜ジュースは糖のかたまり!? 野菜汁100%のものを選ぶ

甘い飲料は血糖値を急上昇させる

血糖値を気にしている人、糖尿病や予備軍の人に、真っ先にやめてほしいのは「甘い飲み物」です。清涼飲料水はもちろん、砂糖を入れたコーヒー、果汁100%のフルーツジュースや野菜ジュースもよくありません。

特に、野菜ジュースは「野菜だから大丈夫、健康にいい」と思っている人も多いでしょう。しかし、糖分を加えて甘く、飲みやすくしているものも多く、注意が必要です。飲みやすい野菜ジュースの糖質量は200ミリリットル中10～15グラム程度。これは小さめのプリン1つくらいの糖質量です。

そのため、野菜ジュースを飲むときは、容器に表示されている栄養成分を見るようにしましょう。

見るべきポイントは2つ。**1つは砂糖と食塩が使われていないこと。もう1つは野菜汁100%で作られていることです。**

甘い飲み物に含まれる糖分（ブドウ糖や果糖）は、体に入るとすぐに消化吸収され、血糖値を急上昇させます。果汁は糖質を含むため、果汁の割合が多いものは糖質量も多くなり、やはり血糖値を上げてしまうのです。

いいトマト＆トマト製品の選び方

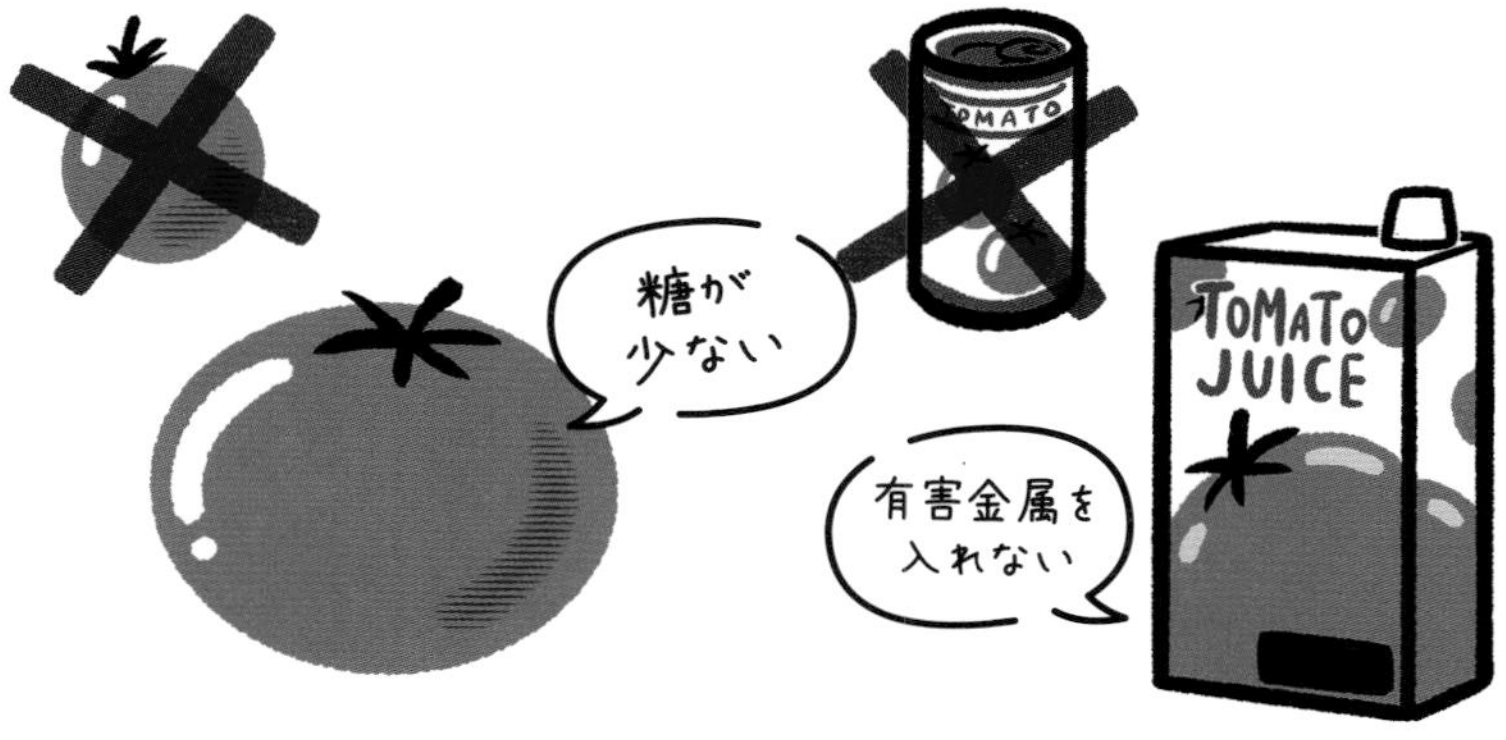
フルーツトマトより
普通のトマト
アルミ缶入りより
紙パック入り
TOMATO
糖が
少ない
TOMATO
JUICE
有害金属を
入れない

フルーツトマトは甘みが強いので、酸味の強いトマトを選ぶ。加工されたトマトなら、紙パックやペットボトル入りのトマトを選ぶ。

トマトを食べるときは紙パック入り＆酸味のあるものを選ぶ

トマトは「血圧を下げる」といわれているため、普段からトマトジュースを飲んだり、食べたりする人も多いでしょう。しかし、トマト製品やトマトを購入する際に注意してほしいポイントがあります。

それは「缶に入っているかどうか」。トマトは酸が強いため、缶が少しずつ酸化し、缶の成分が溶け出してしまうのです。そのため、できれば紙パックやペットボトル入りのものを購入しましょう。

また、トマトの酸味を抑えるために甘く作られたフルーツトマトは高糖度です。血管にいいと思って食べているトマトが、血管に悪影響をおよぼしている可能性があります。トマトを購入するときは、甘いフルーツトマトではなく、酸味のあるトマトを選びましょう。

医師の金言

手作りジュースを作るならスロージューサーで

スロージューサーで栄養素を壊さない

市販の野菜ジュースの多くは、飲みやすいように甘く作られている上に加熱処理をしているため、ビタミンCなどが壊れてしまい、生で食べるのに比べると栄養価は落ちます。

また、食物繊維も取り除かれているため、糖分の吸収が速くなり血糖値が上がりやすくなります。

家庭のミキサーで作る手作りジュースなら、野菜や果物の栄養素をフレッシュなまま摂取することができます。野菜や果物は抗酸化作用があり、血液をさらさらにしてくれます。朝一番の手作りジュースは、血管の健康におすすめです。

ジュースを作るときは、できれば低回転のスロージューサーを使いましょう。果物や野菜のタンパク質、ビタミン・ミネラル、ポリフェノールなど、体によい栄養素が壊れにくいといわれているからです。

ちなみに、健康のために野菜ジュースや青汁を飲んでいる人に、注意してほしいことが1つあります。それは薬との飲み合わせです。たとえば、青汁は抗血栓薬のワルファリンの効果を打ち消します。普段から薬を服用している人は、食べ合わせについて医師や薬剤師と相談するようにしましょう。

スロージューサーとミキサーの違い

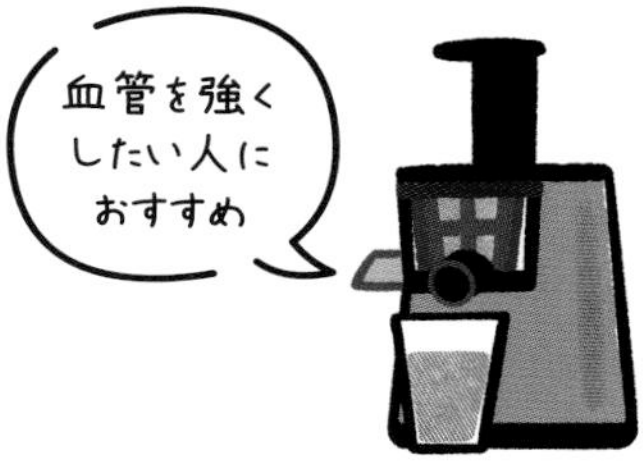
血管を強く
したい人に
おすすめ

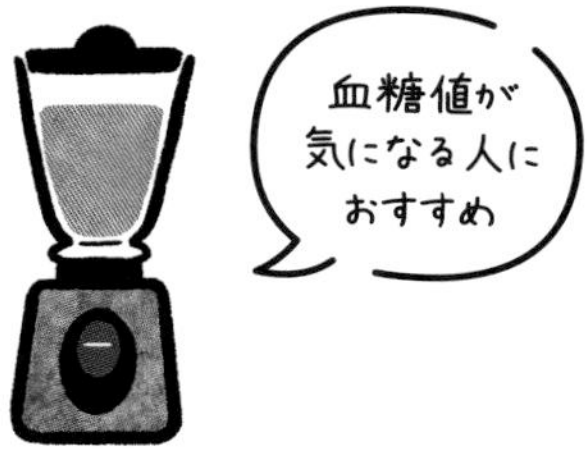
血糖値が
気になる人に
おすすめ

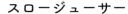

スロージューサー

- 低回転で栄養を壊さない
- 栄養を丸ごと摂れる
- 繊維質は取り除かれる

ミキサー

- 食物繊維が摂れる
- 食材が酸化しやすい
- 高速回転なので時短になる

抗酸化成分や酵素を摂るならスロージューサー。血糖値が気になる人は繊維が摂れるミキサーを使おう。

血管若返り
Q&A

Q. 血管によいといわれるものは、すべて摂ったほうがいいですか？

A. 目的に合った摂り方をしましょう。

人それぞれ、生まれ持っている体質や体の状態が異なるので、万人に効果的な健康法というものは存在しません。健康な人にとっては心臓血管病による死亡リスクを下げる効果があるといわれるコーヒーが、不調の人にとっては交感神経を刺激したり、胃腸に負担をかけることもあります。自分の血管の悩みや目的に合わせた食べ方をしましょう。

医師の金言

植物性プロテインは食物繊維豊富で血管内の老廃物を排出してくれる

プロテインで良質なタンパク質を補おう

タンパク質は、内臓や皮膚、髪の毛、爪、筋肉、そして血管など体の組織を作るもとになります。また、食べたものを消化・吸収・代謝するための化学反応を促進する酵素のもとにもなります。つまり、**良質なタンパク質を摂ることは、血管はもちろん全身の健康のためにもよいのです。**

普段の食事で十分にタンパク質が摂れている人はいいのですが、なかなか摂れない場合は、プロテインで補ってもいいでしょう。

ホエイプロテインは運動前後が有効

プロテインには動物性と植物性があります。**動物性プロテインの代表は、牛乳から作られるホエイ（乳清）プロテインです。**アミノ酸のバランスがよく、吸収も速いので、運動の前後に摂るのがおすすめです。

牛乳はアレルギーで飲めないという人も、ホエイプロテインなら大丈夫。アレルギーの原因になるカゼインがほとんど含まれていないので、安心して飲むことができます。

プロテインは植物性がおすすめ

ヘンプ

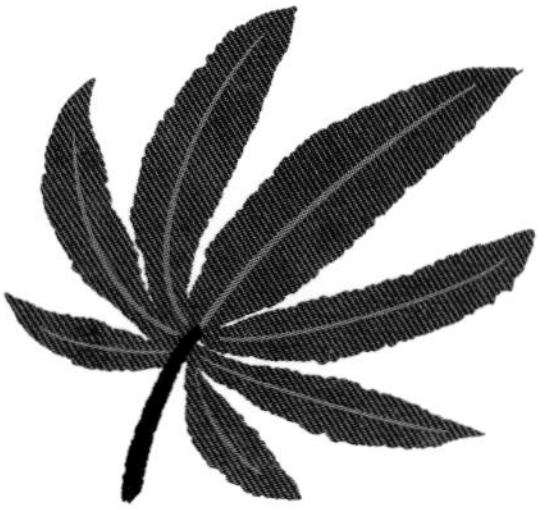

ソイ

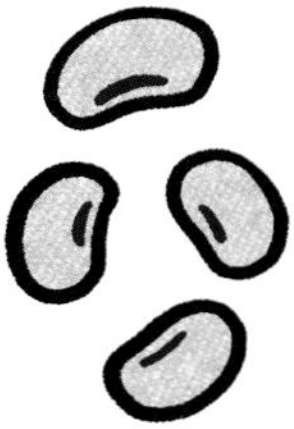

- 必須アミノ酸をすべて含む
- デトックスに効く
- 食物繊維豊富

- 美肌効果
- 更年期障害の症状緩和
- 血管拡張効果

おすすめは植物性プロテイン。老廃物の除去にはヘンプ、血流改善にはソイがおすすめ。

植物性プロテインはデトックスに効果的

植物性プロテインの代表は大豆（ソイ）プロテインです。消化吸収がゆっくりで腹持ちがよいので、運動の前後よりは夜に摂るのがおすすめです。大豆プロテインは女性ホルモンのエストロゲンと似た構造のイソフラボンを含み、美肌や更年期障害の軽減にも効果があります。

もう1つおすすめなのは、麻の実をパウダー状にすりつぶしたヘンププロテインです。必須アミノ酸をすべて含み、ミネラルも豊富です。メチオニンが多く、肝臓のデトックス効果を高めてくれます。また、有害金属の排出を促進する鉄、銅、亜鉛やマグネシウムをバランスよく含んでいます。食物繊維が多いことも特徴で、腸内環境も整えてくれます。

医師の金言

血が濃いのは勘違い⁉ 隠れ脱水に注意しよう

水分は栄養素を運び老廃物を排出する

人間の体の約5〜6割は水分でできているといわれています。水分は、水や食べ物を摂ることで胃や腸を通って体内に入ります。そのうち、3分の2は細胞内に存在し、残り3分の1は血液や細胞外液として体内を満たしています。

体内に入って毛細血管から吸収された水分は、血液となって全身をめぐります。血液は酸素や栄養素を体中に運搬し、老廃物を回収します。老廃物は腎臓でろ過されて尿となって排泄されます。血液は、腎臓できれいになって、また流れていきます。このときに、たくさんの水が必要になります。**水分が不足すると、老廃物をうまく出し切ることができません。また、水分の不足によって、血液がドロドロになり、血流が悪くなります。**

また、水分は呼吸や汗、尿、便と一緒にどんどん体外に出ていくので水や食事で補給しなければなりません。**1日に約2〜2・5リットルは水分を摂りたいところです。食品からも水分は摂れるので、飲料としては1日1・5リットル程度の水を飲むとよいでしょう。**

122ページで紹介した、朝1杯の白湯を飲む習慣もおすすめです。

こんな人は血液ドロドロに注意

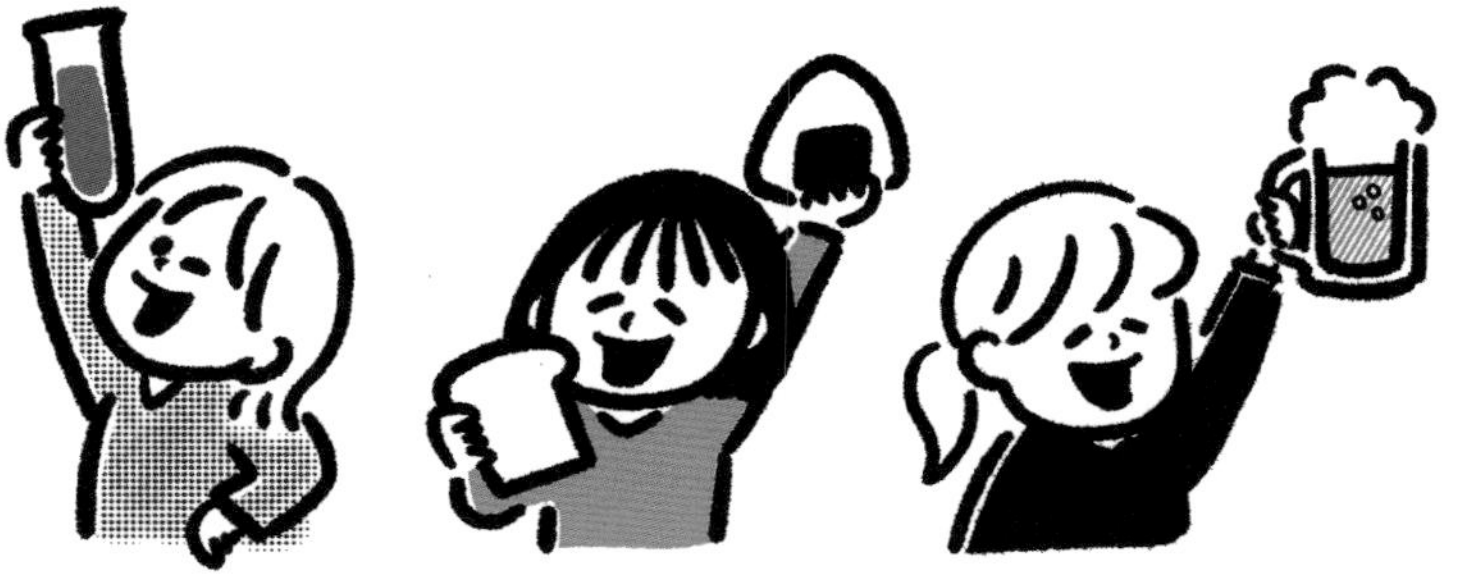

血が濃いと
思っている人

糖質を
たくさん摂る人

お酒を
たくさん飲む人

糖質をたくさん摂る人は野菜摂取量が少ない可能性あり。食事から摂る水分量も減ってしまう。

血が濃いのではなく隠れ脱水を疑おう

高齢者で心配なのが、隠れ脱水という症状です。よく、「私は血が濃いので貧血ではありません」と言う人がいるのですが、血液検査をすると、脱水症状だったということがあります。

脱水症は、軽度のときは唇や皮膚がカサカサする、立ちくらみなどの症状が現れます。ひどくなると、嘔吐やけいれん、血圧低下、失神など命に係わる危険な状態になります。また、水分不足で血液がドロドロになり、脳梗塞や心筋梗塞のリスクを高めます。

高齢者は、のどの渇きに気づきにくく、気づいたときには、脱水症状がかなり進んでいる可能性があります。**のどが渇いていなくても、こまめに水分補給をすることが大事です。**

column 4

食事で補えない栄養は
サプリに頼ってもいい

体の健康を維持していく上で必要な栄養素は食事で摂ることが望ましいのですが、なかなか難しいものです。サプリメントは、日々の食事の補助として取り入れるのであれば非常に有効です。

何を飲めばいいかわからない場合は、まずはマルチビタミン・マルチミネラルをおすすめします。ビタミンA・C・Eには強い抗酸化作用があります。ビタミンB群は、エネルギーを生成するミトコンドリアのはたらきを活性化し疲労回復に効果的です。ビタミンDは血中のカルシウム濃度を調整するなどのはたらきがあります。ミネラルは酵素のはたらきを助けたり、体内の有害金属を排出してくれたりします。

それに加えておすすめなのは、オメガ3、コエンザイムQ10、ウコン（ターメリック）です。

オメガ3は炎症を抑え血管を保護してくれます。コエンザイムQ10は、ミトコンドリアがエネルギー生成をするときに欠かせない成分。抗酸化作用が期待され、酸化から体を守ってくれます。ウコン（ターメリック）に含まれるクルクミンには血液をさらさらにし、動脈硬化のもとになる血小板の凝集を防ぐはたらきがあるといわれています。

第5章

血管老化の放置は危険！ 血管医学

血管老化は高齢者だけの問題ではなく、20代から進行することも。これまで紹介してきた血管の病気について、くわしく解説します。

病気&不調MAP

血管の老化や病気は
「血管だけ」に起こるわけではありません。
血管は全身をめぐるパイプライン。
血管に起こった問題は、全身に影響します。
場所が悪ければ死を招くこともあります。

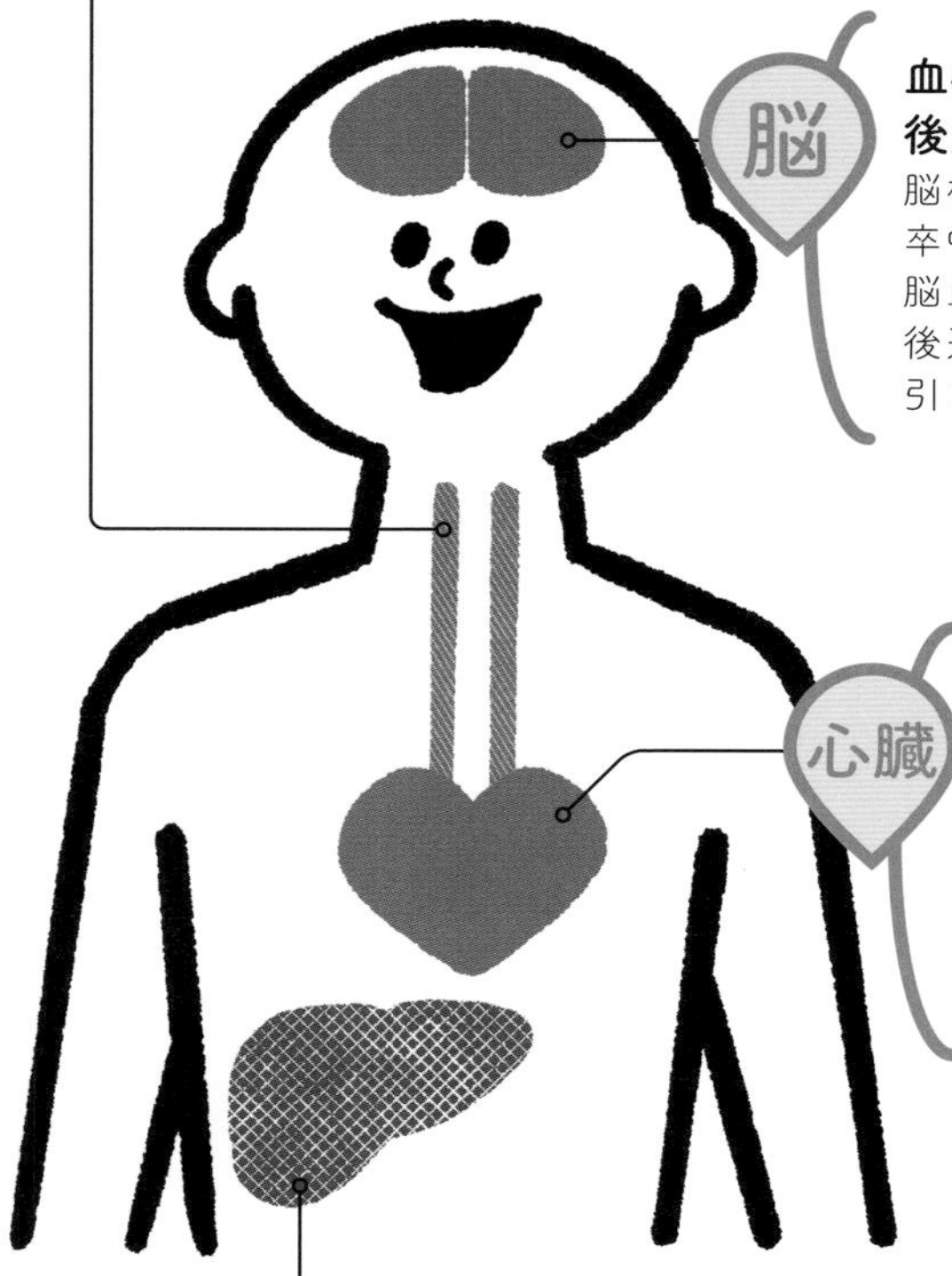

脳

血栓で
後遺症が残ることも

脳梗塞、くも膜下出血、脳卒中、脳出血などが起こる。脳血管が詰まると、深刻な後遺症や脳血管性認知症を引き起こすこともある。

心臓

死亡につながる
可能性も

狭心症、心筋梗塞、心臓肥大、心不全などが起こる。死に至る可能性のある病気もあり、気づいたときには手遅れということも……。

肝臓

糖質好きは要注意

脂肪肝などが起こる。脂肪肝は中性脂肪が肝臓にたまる病気。脂質異常症を起こしやすく、放置すると肝硬変、肝がんにつながることもある。

血管老化が引き起こす

血管・血液

**動脈硬化は
万病のもと？**

糖尿病、大動脈瘤、解離性大動脈瘤、失明などが起こる。高血圧や脂質異常症は動脈硬化を進め、全身に影響をおよぼす。

腎臓

糖尿病の合併症に注意

腎不全などが起こる。動脈硬化によって腎臓に十分な酸素や栄養が送られなくなることで発症する。糖尿病の合併症として起こることもある。

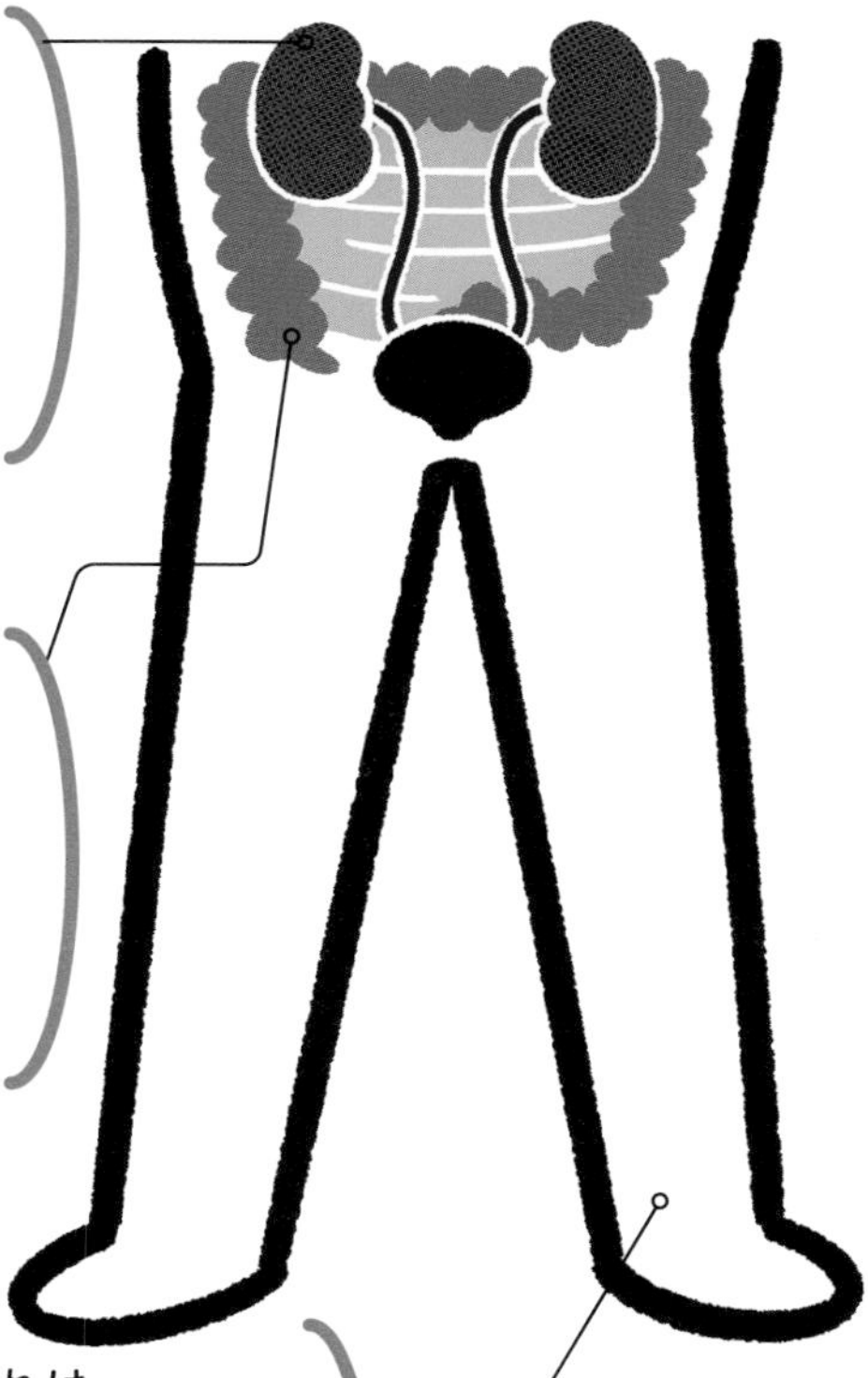

腸

**血管詰まりで
腸が腐る？**

腸閉塞などが起こる。動脈硬化によって血流が低下し、酸素や栄養が届かなくなると腸が壊死したり、血栓が詰まって閉塞したりする。

手・足

**手足のしびれは
血管詰まりのサイン？**

末梢神経障害や下肢閉塞性動脈硬化症などが起こる。末梢動脈が詰まったり狭くなったりすることで、しびれや歩行困難といった症状が出る。

医師の金言

血管老化で起こる症状❶ 動脈硬化

喫煙や不適切な食習慣 加齢も原因に

動脈硬化とは、血管の内側にコレステロールなどが付着して、血管が硬くなり、弾力が失われた状態のことをいいます。血管の内側が狭くなり、血液の流れも悪くなります。

動脈硬化は、喫煙やコレステロールの多い食事、高血圧、肥満、運動不足などがおもな原因となって起こります。また、女性よりも男性のほうがなりやすく、加齢によって誰でも起こる可能性のある、身近な症状です。

悪玉コレステロールが血管に沈着して起こる

一般的な動脈硬化は、粥状動脈硬化《じゅくじょうどうみゃくこうか》（アテローム動脈硬化）のことを指します。これは、**血管の内膜にLDL（悪玉）コレステロールなどが沈着して、どろどろした粥状の物質（プラーク）になった状態です。**

プラークが蓄積すると血管が狭くなったり、血管をふさいで血液の流れを止めてしまうこともあります。

粥状動脈硬化のほかに、脳や腎臓の中の細い動脈が硬くなる細動脈硬化、血管の中膜にカルシウムがたまって硬くなる中膜硬化があります。

動脈硬化は少しずつ進行する

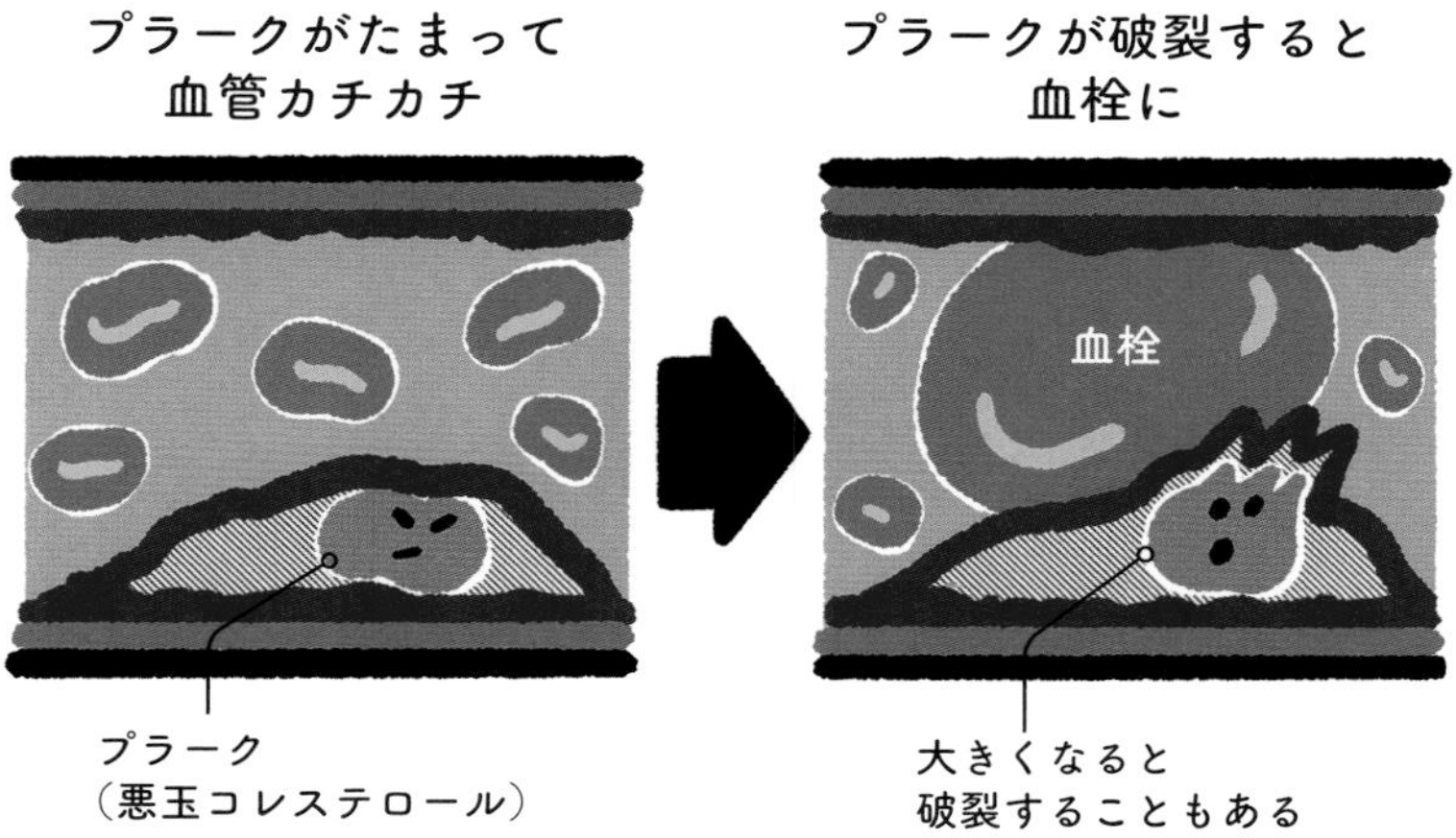
プラークがたまって
血管カチカチ
プラーク
（悪玉コレステロール）
プラークが破裂すると
血栓に
血栓
大きくなると
破裂することもある

プラークは少しずつ形成される。破裂して血栓となり、血管が詰まって初めて気づくことも多い。

心臓疾患や認知症を引き起こす

血管が狭くなったり、詰まったりすると、狭心症や心筋梗塞、脳梗塞などを引き起こします。動脈硬化になった血管はもろく、破れやすくなっています。早期に改善しなければ、くも膜下出血など、命に係わる疾病につながります。また、動脈硬化によって小さな脳梗塞を何度も繰り返した結果、脳血管性認知症を発症するケースもあります。

動脈硬化の怖さは、命に係わる重大な疾病が起こるまで気づかないことです。自覚症状がないことが多いので、病院で定期検査を受けることをおすすめします。

血管老化の4大原因、酸化、糖化、炎症、ストレス過多の状態が続くと、血管に負担がかかり老化が進みますが、**食生活を変えることで改善も望めます。**

医師の金言

血管老化で起こる症状②
高血圧

一時的ではなくつねに高血圧が続いている

高血圧とは、血圧が高い状態のこと。たまたま高いときがあるのではなく、いつ測っても正常値よりも血圧が高い場合は、高血圧症といいます。

最高血圧が140mmHg以上、最低血圧が90mmHg以上であれば、高血圧と診断されます。

ちなみに、最高血圧は、心臓がギュッと収縮して血液を血管に送り出したときの血圧を指し、最低血圧は、心臓が拡張して血管から血液が流れ込んだときの血圧を指します。

高血圧は血管の壁の負担となる

血圧とは、血液が動脈の内壁を押す力のこと。**血管がしなやかで柔軟性があると、血液がスムーズに流れるため壁にかかる力も弱く、血圧は低くなります。**

反対に血管が硬くて狭ければ、強い力で押さなければ血液が流れないため、壁に強い力がかかり血圧が高くなります。ホースで水を出すときをイメージしてください。太くてやわらかいホースからは水はゆるやかに出ますが（水圧が低い）、細くて硬いホースからは勢いよく水が出ますよね（水圧が高い）。

血管が硬くなると血圧が上がる

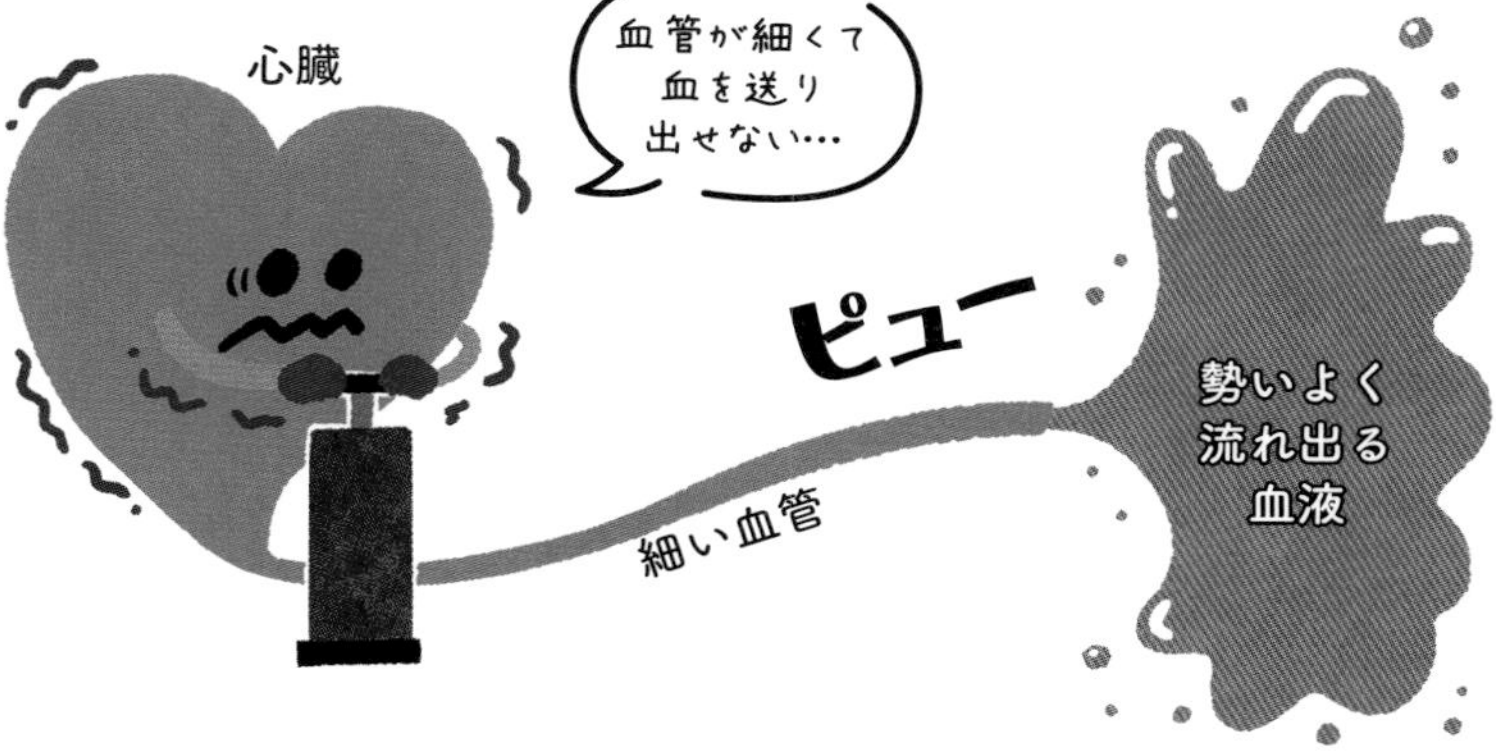
心臓
血管が細くて血を送り出せない…
ピュー
勢いよく流れ出る血液
細い血管

狭く、硬くなった血管に血液を送り出すためには強い力が必要になる。血圧は上がり、心臓は疲弊する。

血圧が高い状態が続くと、血管はつねにストレスがかかっている状態になり、次第に硬くなっていきます。やがて動脈硬化を引き起こし、脳出血や脳梗塞、心筋梗塞などのリスクを高めます。血液を送る心臓にも負担がかかり、心臓肥大や心不全を引き起こします。

高血圧症は特に自覚症状がありませんが、そのままにしておくとさまざまな病気の原因になります。

高血圧を改善する方法は、禁煙、減塩、バランスのよい食事、適度な運動、肥満を防ぐことです。

塩分を摂りすぎると体内に水がたまり血液量が増え、これによって血圧が上昇します。**食事は薄味を心がけ、出汁やお酢を上手に使って減塩し、1日の塩分の摂取量を6グラム未満に抑えましょう。** 肥満は心臓にも負担をかけるため太らないよう意識しましょう。十分な睡眠や休養、ウォーキングなどの有酸素運動は血流をよくし、血圧を下げてくれます。

医師の金言

血管老化で起こる症状③
高血糖＆糖尿病

高血糖はインスリン不足によって起こる

空腹時の血糖値が１００㎎／dL以上のときを、空腹時高血糖と呼びます。

健康な人の場合、食事として摂取した糖分が小腸から吸収されて血液に入ることで、血糖値が上がります。すると、膵臓からインスリンが分泌されて糖をエネルギーに変えるため、糖が減って血糖値は下がります。ところが、**インスリンの分泌量が減少したり、インスリンのはたらきが弱くなると、血糖値を下げることができず、高血糖の状態が続くようになります。**

合併症が怖い糖尿病に発展することも

高血糖の状態が続くと、タンパク質と糖分が結合してAGEという物質を作り出します。AGEは、血管の壁に入り込んでプラークを形成し、やがて動脈硬化を引き起こします。

また、増えすぎた糖は酸化して活性酸素を発生させ、血管をボロボロにしてしまいます。

高血糖は、糖尿病のリスクも高めます。空腹時血糖値が１００㎎／dLを超えると、それ以下のときよりも糖尿病の発症リスクが2倍以上に高まるというデータ

糖尿病は血液中の糖が増えすぎた状態

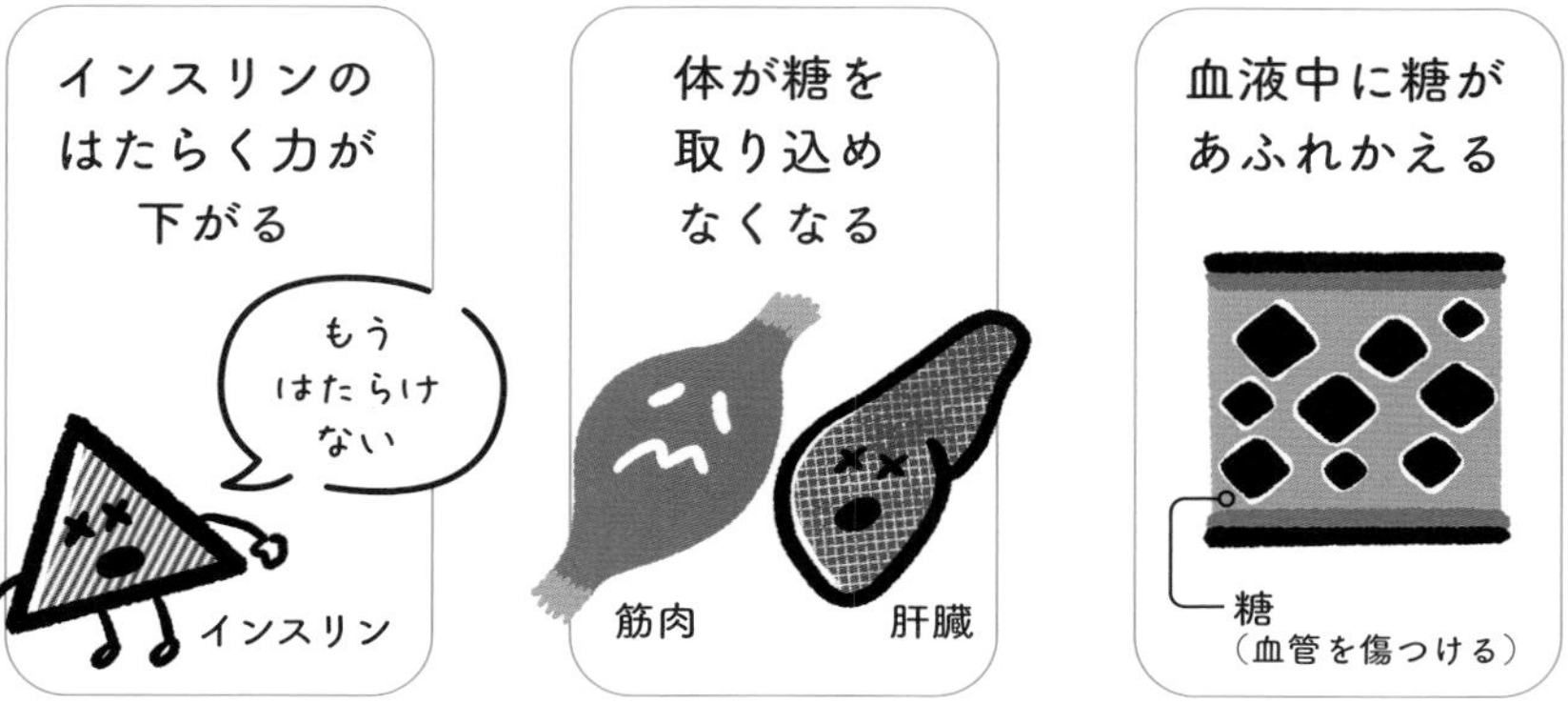

インスリンのはたらく力が下がる
もうはたらけない
インスリン
体が糖を取り込めなくなる
筋肉
肝臓
血液中に糖があふれかえる
糖
（血管を傷つける）

インスリンの作用が下がると、筋肉や肝臓にエネルギーが運ばれなくなる。結果、高血糖状態が続く。

もあります。

糖尿病も、最初は自覚症状がないことが多いのですが、動脈硬化によって酸素や栄養素が全身に運ばれにくくなり、めまいや立ちくらみ、手や足に痛みやしびれを生じるようになります。皮膚が乾燥し、かゆみが出たり、体内の糖を排出しようとして頻尿、多尿、多汗になり、のどが渇くようになります。男性の場合はＥＤ（勃起不全）も起こります。これらは、かなり進行してから現れる症状です。

怖いのは合併症で、網膜症、腎不全、末梢神経障害は、3大合併症と呼ばれています。最終的には、失明、人工透析、心筋梗塞、脳卒中などのリスクを高めます。

高血糖は、ほとんどが生活習慣の乱れから始まっています。今日からでも禁煙をし、規則正しい食生活、適度な運動、ストレスを避け十分な睡眠をとることが予防の第一歩です。

医師の金言

血管老化で起こる「心臓」のこわ〜い病気

がんに次いで多い心疾患による死亡

日本人の死因の第1位はがん、2位は心疾患（心臓病）です（厚生労働省「令和2年人口動態統計」）。ちなみに3位は、ここ30年来ずっと脳血管疾患でした。しかし、この10年で老衰が急上昇しており、今は老衰は3位です。

死因の上位となる心疾患は、心臓そのものが悪い場合と、心臓につながっている血管に原因があるものがあります。血管が原因で起こる心疾患には、おもに狭心症、心筋梗塞があります。

血管が細くなる狭心症 血管が詰まる心筋梗塞

狭心症とは、心臓の筋肉（心筋）に血液を送る冠動脈という血管が細くなって血流が悪くなり、酸素や栄養が行きわたらなくなる病気です。

心筋梗塞は、冠動脈が詰まって血流が途絶えてしまうことです。心筋は酸素不足になりやがて壊死し、死に至ります。

狭心症も心筋梗塞も、発症すると胸に激しい痛みを生じますが、**心筋梗塞は、完全に血流が止まってしまうため、狭心症よりも恐ろしい病気といえます。**

心臓血管病は死亡リスクが高い

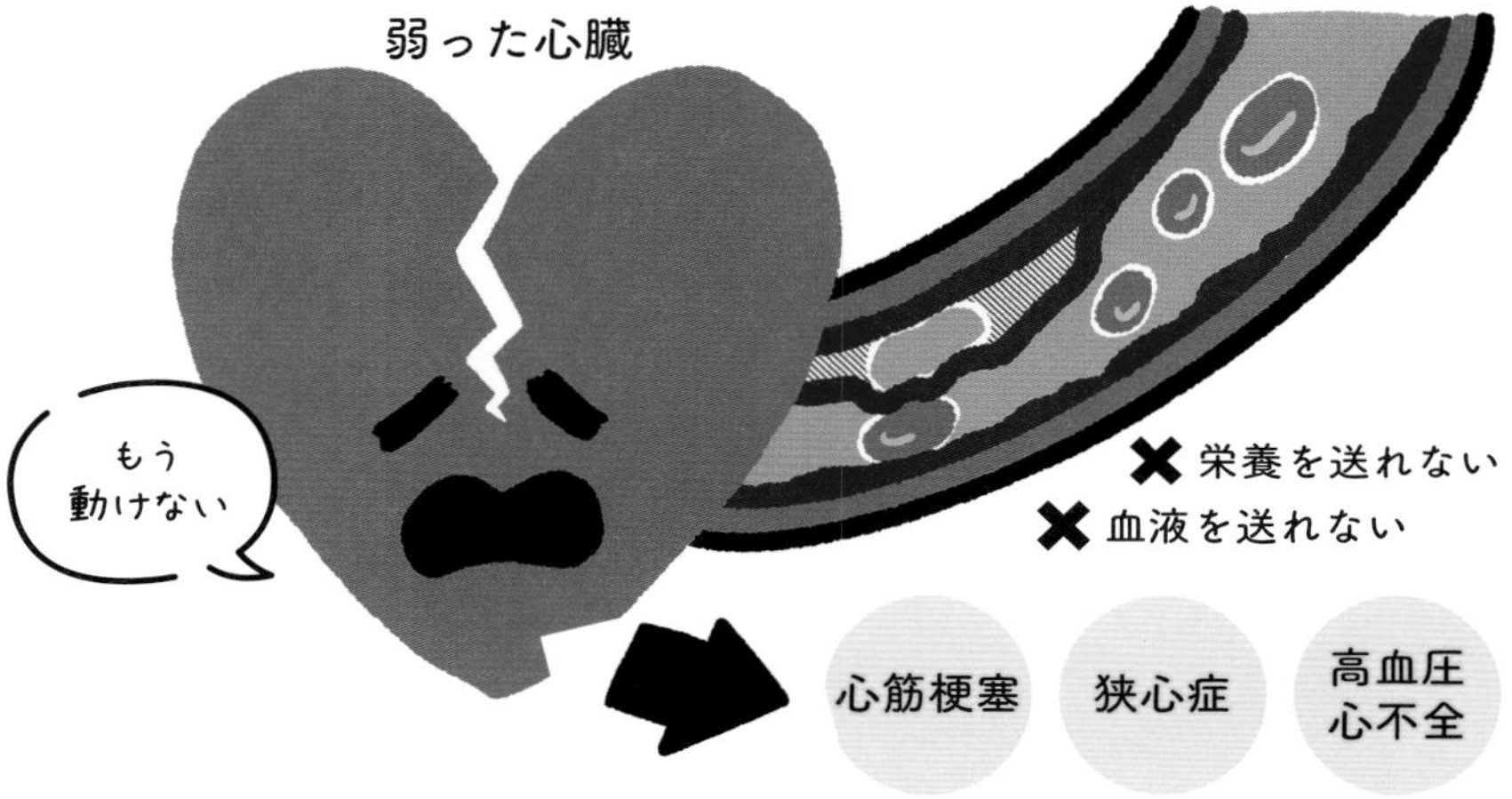

心臓血管病の多くは命に係わる病気が多い。普段から血管が健康であれば、これらの病気の多くは防げる。

心臓が原因の心不全も多くは血管に問題あり

心不全は、一般的には「心臓が悪いために、息切れやむくみが起こり、だんだん悪くなり、生命を縮める病気」と定義されています。

心臓に何らかの異常が起こるとポンプの機能が正常にはたらかず、十分な血液を送れなくなります。全身の酸素や栄養が不足して、息切れ、疲れやすさ、足のむくみなどの症状が現れます。やがて肺に水がたまるなど、重篤な疾患につながっていきます。

高血圧が原因で起こる高血圧心不全もあります。高血圧が続くと、心臓は血液を強い力で送り続けなければならず、心筋に負担がかかりバテてしまいます。

一見、血管と関係なさそうな病気でも、血管の老化が結果として大病を引き起こすこともあるのです。

医師の金言

血管老化で起こる「脳」のこわ〜い病気

血管が詰まる脳梗塞 血管が破れる脳出血

血管の老化によって起こりうる脳の病気には、脳血管疾患、認知症などがあります。脳血管疾患は、日本人の死因の第4位で、40代後半から増えていきます。

脳血管疾患は、原因によっていくつかの種類に分けられます。よく知られているのは脳卒中で、これはさらに、血管が詰まることによって生じる疾患と血管が破れることによって生じる疾患に分類されます。**詰まるほうには、脳梗塞と一過性脳虚血発作があり、破れるほうには、脳出血とくも膜下出血があります。**そのほか、高血圧性脳症や脳血管性認知症も、脳血管疾患の仲間です。

脳卒中を発症すると、寝たきりや要介護になる可能性があり、死に至ることもあります。脳卒中は、手足のまひや言語障害などの後遺症が残りやすく、QOL（生活の質）を大きく低下させます。しかし、**早期に治療を行えば、その後の生活を大きく改善できます。**

高血圧性脳症は急激な異常高血圧（180／110mmHg以上）によって、激しい頭痛、吐き気や嘔吐、視界がぼやけるなど、脳に障害が起こることです。慢性的に高血圧の人や腎不全の人がかかりやすく、放置しておくと死に至ることもあります。

脳血管性認知症の特徴

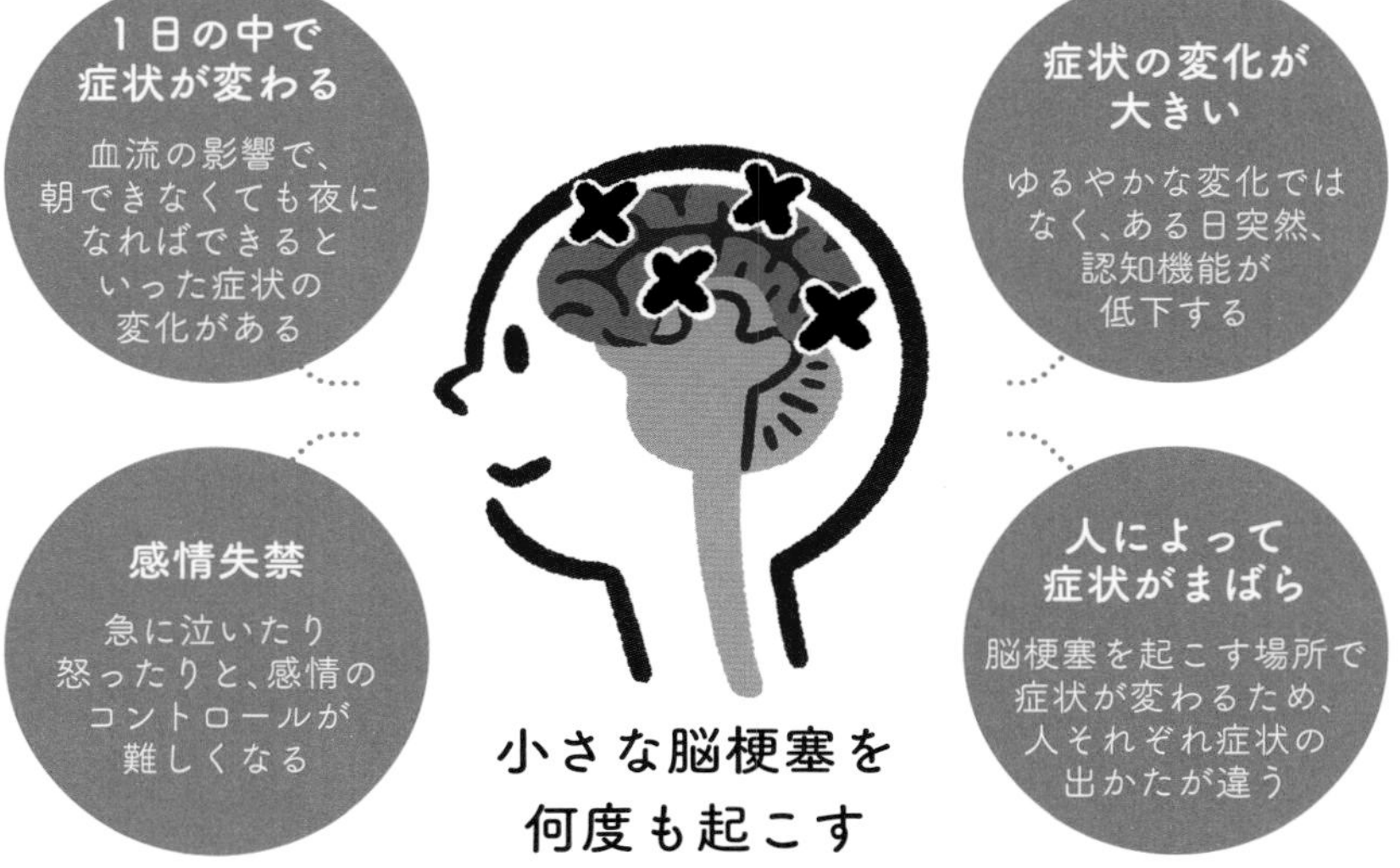
1日の中で症状が変わる
血流の影響で、朝できなくても夜になればできるといった症状の変化がある
症状の変化が大きい
ゆるやかな変化ではなく、ある日突然、認知機能が低下する
感情失禁
急に泣いたり怒ったりと、感情のコントロールが難しくなる
人によって症状がまばら
脳梗塞を起こす場所で症状が変わるため、人それぞれ症状の出かたが違う
小さな脳梗塞を何度も起こす

脳血管性認知症は段階的に進行する

脳梗塞や脳出血を発症すると、脳に十分な酸素や栄養が行きわたらず、記憶障害や失語など認知機能障害が起こります。これが脳血管性認知症です。**脳梗塞や脳出血を起こした部位だけが機能障害を起こすので、人によって状態が違います**。そのため、まだら認知症と呼ばれることもあります。

脳血管性認知症は段階的に進行します。小さな脳梗塞や脳出血を起こすたびに、その日まで持っていた認知機能を段階的に失っていきます。症状が日々ゆるやかに進むというよりも、突然、ごっそりと認知機能を失うことを何度も繰り返すようなイメージです。

脳血管疾患の原因は高血圧や糖尿病など。特に認知症は治療も難しいため、早めの対策、予防が大切です。

医師の金言

血管老化で起こる「全身」のこわ〜い病気

QOLの低下 最悪は死に至ることも

心臓疾患、脳血管性疾患のほかに、血管の老化によって起こる病気には、大動脈瘤、解離性大動脈瘤、末梢動脈疾患、腎不全、失明、脂質異常症、肝がんなどがあります。また、動脈硬化による血行障害が腸閉塞の原因になることもあります。

大動脈瘤は、動脈硬化によって大動脈にこぶ状のふくらみができる病気です。無症状のことが多く、放置すると破裂して突然死する恐れもあります。

解離性大動脈瘤は、大動脈の血管の内膜に裂け目ができ、血液が中膜に入り込んで新たな血液の通り道（偽腔）を作り、血管がふくらんだ状態のこと。偽腔の外には外膜1枚しかないため、血管がいつ破れてもおかしくない危険な状態に陥ります。

末梢動脈疾患は、下肢や腕などに血液を送る末梢動脈が詰まったり狭くなったりするために起こるさまざまな疾患のことです。中でも下肢に発生するものを下肢閉塞性動脈硬化症といいます。血流が極端に悪くなることにより、冷えやしびれを感じたり歩行が困難になったりします。重症化すると、潰瘍や壊死を起こし、切断せざるを得ないこともあります。

腎不全は、糖尿病や動脈硬化などによって腎臓に十

血管は詰まるだけでなく裂けることもある

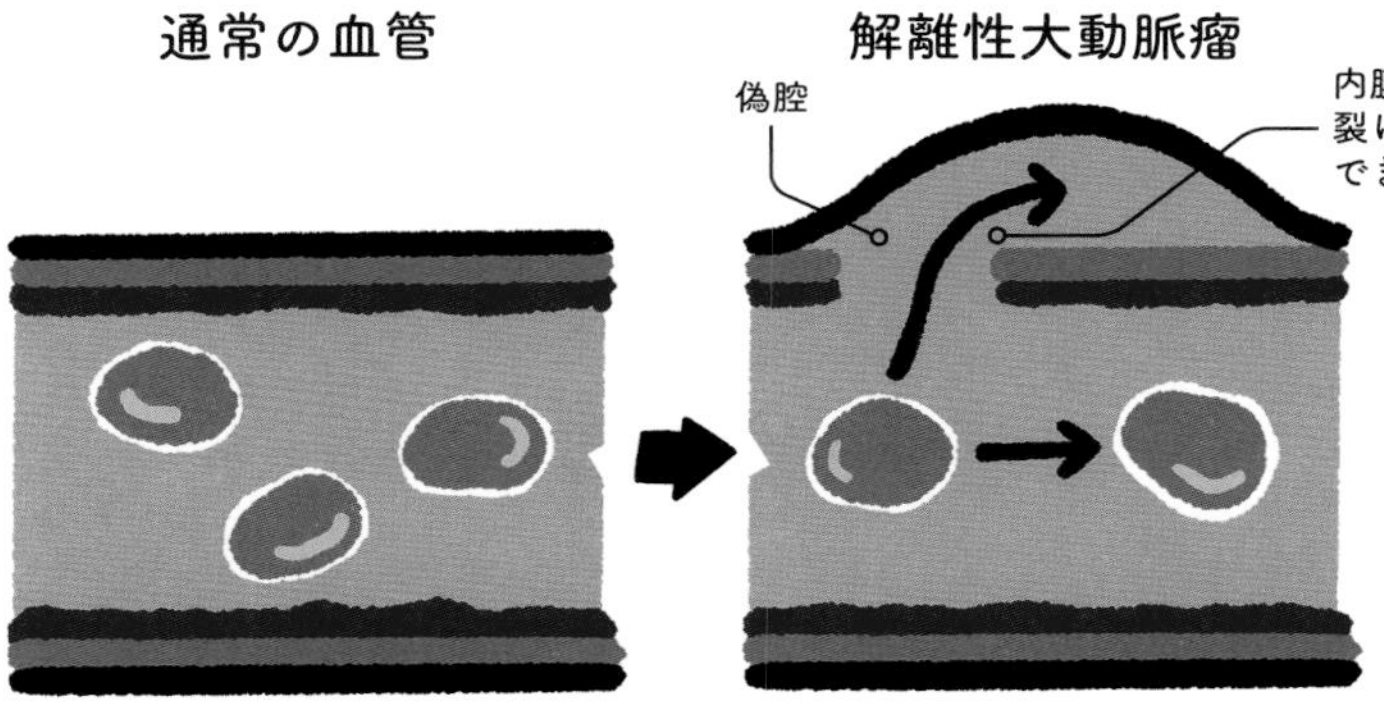

血管が薄皮１枚でつながっている状態。動脈硬化や高血圧によって起こると考えられており、完全に裂けると突然死を引き起こす。

分な酸素や栄養が送られなくなって起こります。腎臓は、血液をろ過して、不要なものを尿として排出する器官です。腎不全になると、この機能がはたらかなくなるため、むくみや体重増加、血圧上昇、動悸息切れなどが起こるようになります。

糖尿病や高血糖によって眼の網膜の毛細血管が傷み、出血や網膜剥離が生じて**視覚障害**が起こります。ひどくなると失明することもあります。

最近は、**脂質異常症**も増えています。コレステロールや中性脂肪などの脂質代謝に異常が出ている状態をいい、動脈硬化を進める大きな原因になります。

また、中性脂肪が肝臓にたまる**脂肪肝**、脂肪肝を放置することで起こる**メタボ肝がん**も増えています。

脂質異常症、脂肪肝の2つは普段から脂質や糖質の多い食事を摂っている人に多く見られます。

医師の金言

血管をさらに元気にするなら、ストレスからの解放&運動も大切

血管は運動で鍛えることができる

健康な血管は日々の生活習慣の積み重ねで作られます。その中心となるのは、栄養バランスのとれた食事ですが、もう1つ、重要なポイントがあります。それは、**血管強化トレーニング**です。

使わない筋肉が衰えていくように、血管も刺激を与えなければ、しなやかさが失われ硬くなっていきます。血管にもトレーニングは必要なのです。

具体的には、**有酸素運動、筋トレ、ストレッチの3つが基本です**。

基本は、有酸素運動、筋トレ、ストレッチ

有酸素運動とは、ある程度の時間継続して行い、酸素を使って脂肪を燃焼させる運動のことです。ウォーキングやジョギングなどが該当します。

1回20分以上の軽い有酸素運動を週3~4回継続することで血管を広げる物質NOが増え、血管を強化してくれます。ただし、息が切れるほどの運動は逆効果。乳酸という疲労物質や活性酸素が増加して、逆に血管を痛めてしまいます。

筋トレも血管強化に役立ちます。まずは、第2の心

運動&ストレス解消で血管を広げよう

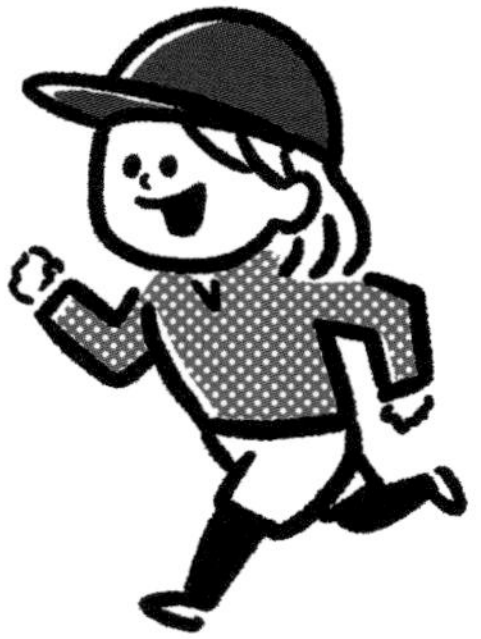

運動で心臓強化&血流UP
運動をして心臓に軽く負荷をかけてあげると、心臓も強化でき、血流もよくなる。

ストレス解消&リラックスで血管がゆるむ
リラックスすることで、緊張して縮こまった血管がゆるむ。頑張り続けている血管に休息を。

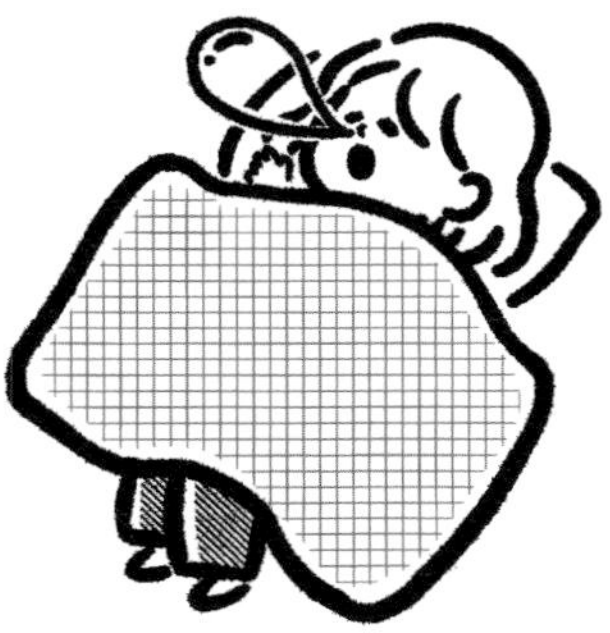

臓と呼ばれるふくらはぎから。**1秒に1回×30回、つま先立ちの状態になりましょう。これによって血液中のNOの増加が期待できます。**

下半身には、全身の血液の約7割が集まっています。ふくらはぎのトレーニングは、全身の血管の拡張につながります。余裕があれば、腹筋や体幹を鍛えてほしいのですが、まずはふくらはぎから続けてみましょう。

ストレッチは、両手を上に上げて体を伸ばしたり、アキレス腱を伸ばす程度でもOK。**筋肉を伸ばすことで、血管にも刺激が加わり、血管をやわらかくするほか、血流もよくなります。**

最後に、質のよい眠りも血管の健康には欠かせません。お風呂に浸かったり、深呼吸をしたりして、体をリラックスさせてあげましょう。**副交感神経が優位になると、血管にかかるストレスもやわらぎ、縮こまった血管がふわ～っとやわらかくなります。**

医師の金言

実年齢＝血管年齢ではない！いつまでも若い血管でいよう

喫煙者&野菜をあまり食べない人は血管年齢が進んでいるかも

みなさんは、自分の血管年齢を意識したことがありますか？　多くの場合、実年齢と血管年齢は一致しません。実際の年齢よりも血管年齢が若い人、老化している人がいるのです。**健康診断の結果がオールAでも、血管は老化が進んでいるという人もいます。**

血管は外から見えないので老化の判断も困難です。でも、喫煙する、野菜をあまり食べない、甘いものが好き、お酒をよく飲む、運動不足、40歳以上に当てはまる人は、血管が老化している可能性があります。

自分の血管年齢を知り意識的に健康管理をしよう

血管年齢は医療機関で調べることができます。**動脈の硬さを測定するCAVI（キャビイ）検査、足の動脈の詰まりを測定するABI（エービーアイ）検査、頸動脈エコーを組み合わせて、血管年齢を導き出します。**所要時間は30分程度。痛みや副作用はありません。

血管の炎症を調べるCRP検査や、内臓脂肪のCTを撮って動脈硬化の進行リスクを調べる検査などもあります。病院によって金額も内容も異なるため、目的に合わせた検査を受けましょう。

血管年齢は見た目と関係ない

健康診断
オール《》A
でも実は…
血管ボロボロかも!?

実年齢と血管年齢は同じではない。血管の老化度合いは目で見えないからこそ、早めの対策が重要。

よい食習慣と適度な運動で血管を若く保とう

血管の老化は、加齢や糖尿病、高血圧、脂質異常症などによって促進されます。**一度老化してボロボロになった血管は元に戻りません。**ボロボロになったら戻らない、それなのに自覚症状はほとんどない。気が付いたときには手遅れ……。**血管の病気は静かに進行することから「サイレントキラー」とも呼ばれます。**

手遅れにならないためにも、生活習慣をあらためて血管・血液・血流の状態を改善しましょう。

今日食べる次のごはんから、食べ方は変えられます。腹7〜8分目、甘いものを控える、野菜はできるだけ多種類に、たくさん噛む、アルコールはほどほどに。

そして可能なかぎり、定期的に医療機関を受診して、健康診断を受けるようにしましょう。

おわりに

血管を元気にしたい、血流をよくしたいという方へ

本書を読んで、日々の食事に足りていないものがあった方はぜひ取り入れましょう。逆に、血管や血流によくないものをたくさん食べてしまっているなら、よいものに置き換えて、よくないものを減らしていけばよいのです。

そのベースになるのが、「主食」、「主菜」、「副菜」がそろっている食事です。「主食」はごはんやパン、麺などの炭水化物源です。甘いジュースや菓子の糖質に比べ、「主食」は糖質だけでなく食物繊維も一緒に補え、血糖値の上昇もゆるやかなので、高血糖になりにくいのです。精製度が低いものに切り替えれば、さらにその効果は期待できます。そして「主菜」は肉や魚、卵、大豆製品などのタンパク質源。しなやかで丈夫な血管を作るのに欠かせません。タンパク質源を摂取すると、同時に脂質も入ってきますが、本書で説明がある通り、質のよい脂質を含むタンパク質源を選び、1食あたり手のひらにのる程度の適量を守ればよいのです。

さらに「副菜」は野菜やきのこ、海藻類などが中心の料理で、ビタミン、ミネラル、ファイトケミカル、食物繊維などが期待できます。抗酸化作用が期待できる野菜などを取り入れることで、

食事の記録をつけてみよう

月　日（　）：体重　kg		主食	主菜	副菜・汁物	嗜好品
	朝				
	昼				
	間				
	夕				

血管をサビつかせにくくし、血流をよくする助けとなってくれます。

血管や血流によい食材や食習慣がわかっていても、「今日食べたから明日すぐよくなる」というわけではありません。

まずはご自身の食事を数日、書き出してみましょう。朝、昼、夕、間食を、それぞれ主食、主菜、副菜、その他などのカテゴリーにわけます。食べたもの、飲んだものをすべて書いてみると、血管や血流によいもの、よくないものをどう食べているかが見えてきます。それをもとに、本書を活用して、血管や血流によい食生活にシフトし、習慣にしていただければと思います。

管理栄養士・料理研究家
牧野直子

監修

杉岡充爾（すぎおか・じゅうじ）

すぎおかクリニック院長。医学博士。1965年生まれ。日本内科学会認定医、日本循環器学会専門医、日本抗加齢医学会専門医、日本医師会健康スポーツ医。予防医学・救急医学・心理医学という、健康の入口と出口の両面からみている現役医師だからわかる、価値あるメソッドを伝えている。千葉県船橋市立医療センターの救急医療に約20年間携わり、約10,000人の心臓治療にあたる。患者を病気の前段階で予防できるような医学の重要性を強く感じ、“世の中から「心臓病患者を一人でも減らす」”というミッションのもと、2014年5月より千葉県船橋市において「すぎおかクリニック」を開院。患者に寄り添う人柄が噂となり患者が殺到、顧客満足度100%という驚異の人気クリニックとして、テレビ・雑誌等に出演。現在までにのべ10万人超を診ている。著書に『強い血管をつくれば健康になる』（ベストセラーズ）、『強い血管をつくる5つの習慣』（同文館出版）、『最高の疲労回復法』（大和書房）、『おうちストレスを溜めない習慣』（クロスメディア・パブリッシング）など多数。

料理監修

牧野直子（まきの・なおこ）

管理栄養士、料理研究家、ダイエットコーディネーター。女子栄養大学卒業後、2004年に有限会社スタジオ食（くう）を設立。メディア出演、著書の執筆、料理教室や講演会、メニュー開発、保健センターや小児科での栄養相談など、幅広く活躍中。著書に『1食20gが簡単にとれる！たんぱく質しっかりおかず』（池田書店）、『野菜の栄養と食べ方まるわかりBOOK』（ワン・パブリッシング）、監修書に『眠れなくなるほど面白い 図解 栄養素の話』（日本文芸社）など多数。

最高の食べ方がわかる！　血管・血流の強化書

2023年6月15日　初版発行

監修者　杉岡充爾
発行者　富永靖弘
印刷所　公和印刷株式会社

発行所　東京都台東区台東2丁目24　株式会社 新星出版社
〒110-0016 ☎03（3831）0743

ISBN978-4-405-09443-7